\ オニマツ現る！ /

ぶった斬り
ダメ処方せん

國松淳和 と オニマツ・ザ・ショーグン

ONIMATSU・THE・SHOGUN

金原出版株式会社

author

國松淳和

オニマツ・ザ・ショーグン

南の多摩に國松淳和といふ医者がおりました。
國松は日々困った患者に施しをいたすことに勤しむ
臨床の御仁でございます。
毎日患者と話し、診て、薬を処方して暮らしております。

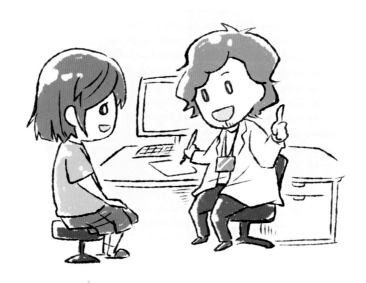

患者は　「また来たい」　とみな口をそろえて申すほどに
穏やかにてつつましやかな
内科医であります。

近頃ではなにやら
「こんさるてーしょん」だとか
「せかんどおぴにおん」といふ勤めもあり
大層多忙な日々を送っておりました。

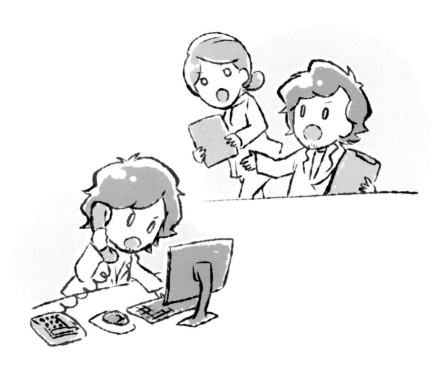

そんな國松淳和には秘密がございます。

実は……
國松の "なか" には鬼が棲まふのであります。

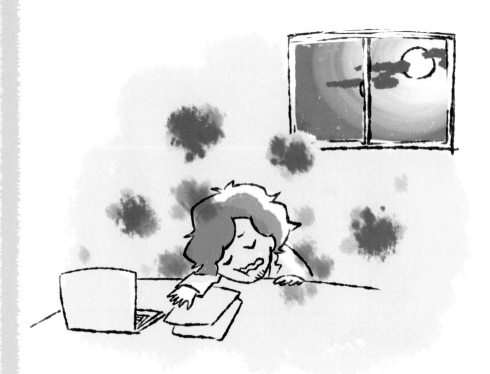

「つら胆」とかいふものが
もうこの上なきほどに
國松の中にいっぱいにたまると

一年にいっぺんだけ。

一年のうち一週間だけ。

一日のうち夜更けにだけ。

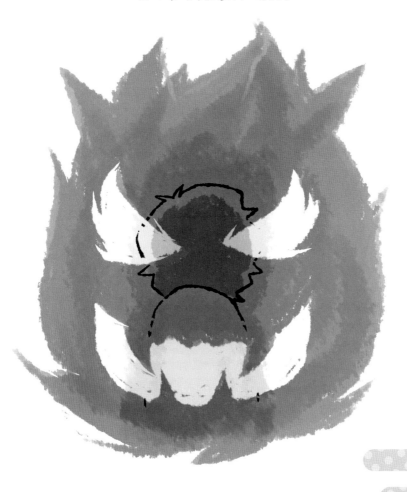

そう　國松のなかに棲まふ鬼は目を覚ますのです。

鬼の名をオニマツ・ザ・ショーグンと申します。

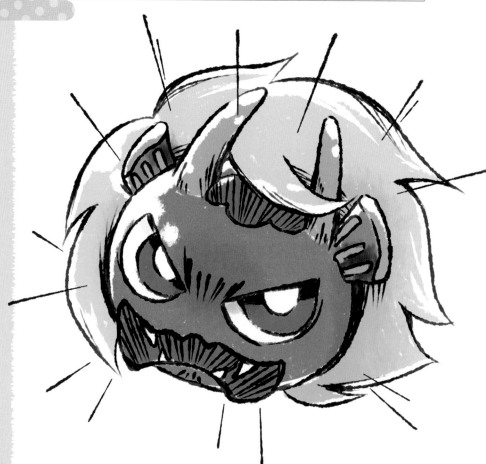

オニマツはとにかくダメな処方せんが
好きで好きでたまりません。
夜な夜な病院内のあらゆるデスクを漁っては
ダメな処方せんを探してバッサバサと斬りまくるのです。

夜中にかような恐ろしい姿になっていることとはつゆ知らず
クニマツは今日も笑顔で診療をしております。

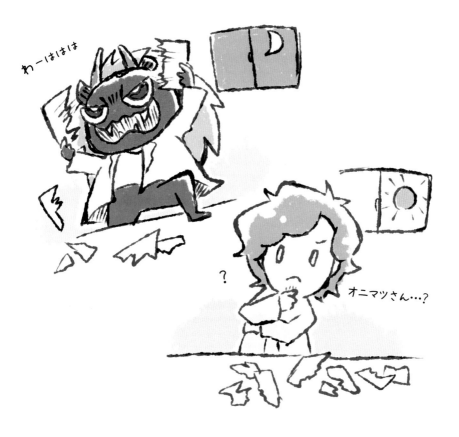

わーはははは

？

オニマツさん…？

これはそんなクニマツとオニマツの
とある一週間のお話しでございます。

目　次

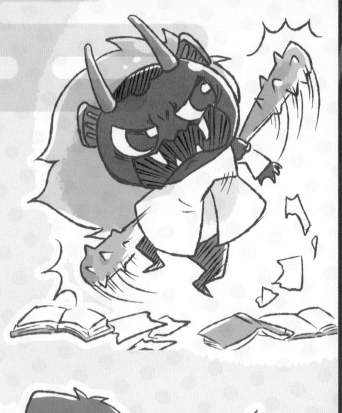

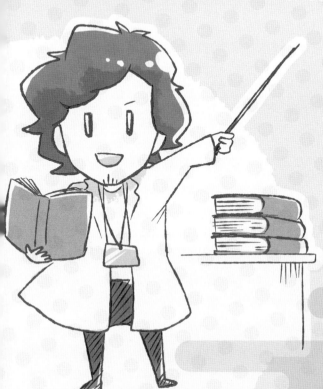

頭痛の処方せんをぶった斬り

〜コモンなめんな！〜

処方せん

患者	オハラ　ナオキ		
	21歳	男 ・ 女	初　診
	主　訴：頭痛		

病歴	最近，頭痛が多い。バクバクしてつらい。吐き気もある。 親もそう。 バイト帰りとかになる。 友達から「ヘンズツウじゃね？」と言われた。 市販の鎮痛薬が効かないので来た。

O）神経学的所見なし

A/P）片頭痛

まずはアセトアミノフェンで。
効かなかったらA総合病院の頭痛外来紹介。

処方	Rp. 1）アセトアミノフェン（200）1回1錠 頭痛時頓用5回分

だめな処方せんい〜ね〜が〜!!

頭が痛くてしょうがねえ……
頭痛だ！　頭痛の処方せんいねが〜!!

おーあった，あった。

なんだこれは。ていうかまず **最近ってなんやねん。**
適当すぎるわ。はじめてなのか，前からちょいちょいあるのかさっぱりだ。

まあいい。
ていうかまずこれ **普通に片頭痛** だな。
友達が正解だわ。すげえじゃねえか。

が，しかしだ！！
どんぐらいつらいのか全然わからんわ！！

聞け！ もっと聞け！ 夜もつらいのかとか，聞け！！！

はぁ，はぁ，はぁ……

まあいい……
この患者の処方せんはきっと期待できるぞ…どれどれ処方せん……

おっしゃあああ！！！
あったぞぁぁおお！！「ダメ処方せん」

これだ…これを探してたんだ！ 最高だ…

最初にしては **極上の** 「ダメ処方せん」 だ。

まず最高なのが「**市販薬で効かない**」って言ってんのに
まさかの **アセトアミノフェン 200 mg！**

…ってこれ，**市販薬より効かねえ**んじゃないか？（笑）
医者にかかった意味ねえじゃねえか。

きっと
「**NSAID は危険！ 採血せずに NSAID は出せない**」的な
手合いだろうな。いるんだよな "**アンチ・NSAID**" が。

これ，効かなかった市販薬がロキソニンだったらウケるな。
ドラッグストアの薬剤師のほうが問診するわ。
こんなカルテ，薬剤師さんが見たらショックだろうな……。

じゃあ1回2錠（400mg）ならいいかっていうと
きっとそうじゃねえんだろうな。
患者っちゅうのは「**1回につき1個**」ってのに慣れちまってるから
相当しっかり言わないと一度に2〜3錠とか飲まないこともあるからな。

ていうか!!

2錠飲んだとしても効かねーよ !!!

なーにが「効かなかったらA総合病院の頭痛外来紹介（キリッ」だよ!!

効かねーよ! お前片頭痛知ってんのか？

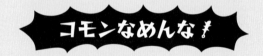

コモンなめんな!

これで頭痛外来紹介とか，この患者もびっくりだわ，きっと。

はぁ，はぁ，はぁ……
せっかく"友達"が片頭痛って診断してくれたんだからよ，
もっとしっかりせいや。

いいか，とにかく市販薬が何か聞け。NSAID かどうかくらい聞け。
そうであっても，そうでなくても，
片頭痛の第1選択は NSAID なんだよ！！

………… おい。待て。

なんかすごいもの見つけたぞ。なんだ「**5回分**」て。

ガハハハハハハ！

1日3回飲んだとしても2日と持たないし，1日4回飲んだら1日で終わるし，
そもそもその謎の「5錠」ってなんだ。ウケるな。
せめて偶数にしろや。

ていうか普通，錠剤は1シート10錠なんだから10錠とか出せよ。
5回ってなんやねん。自分でハサミで切れや。

5回分って気持ち悪いわ！！！

じゃ次！！

処方せん

患者	ニイガキ　エリ		
	35 歳	男・⑨	再　診
	主 訴：頭痛		

病歴	また片頭痛がつらい。 朝から痛い，目が変，生理痛もつらい。 ロキソニンは効かない，寝ても治らない。 また片頭痛の薬がほしいけど， 効かなかったので別のものがほしい。

A/P）

3 回目の受診。
イミグランが効かなかったのでマクサルトで。

処方	Rp. 1）マクサルト RPD（10）1 回 1 錠 　　　　　　　　　　　　　　　　頭痛時頓用 10 回分

だめな処方せん い〜ね〜が〜!!

また頭，痛えよ……
もう 1 枚頭痛の処方せんほしいよ！
頭痛の患者のカルテ，探そう……

おーあったあった。

おー!! こりゃまた ひどい！

まず治んないなら **片頭痛以外の病気考えろよ！**
ていうか頭痛がはじめてなのか，
前からちょいちょいあるのかさっぱり伝わらんわ……。
またかよ。

とにかく！
「ロキソニン効かない」はテンプレだとしても，
ロキソニンをどういうふうに飲んで，どう効かないか，**聞け！**

もっと聞け！ とにかく，聞け！！！

はぁ，はぁ，はぁ……

片頭痛にするかどうかは，それからなんだよ……。
第一，「35歳」ってのは片頭痛として相手にするには
ちょっと年齢が上すぎるんだよ。

……ぉおお!!! 片頭痛をなんだと思ってんだ。

はぁ，はぁ，はぁ……

と，とにかく……この患者の処方せんはきっと **期待**できるぞ。
どれどれ処方せん……

おっしゃあああ!!!
あったぞぁぁおお!!「ダメ処方せん」

ダメ処方せんのにおいがぷんぷんする……!

まずとにかく**安易!**
患者の言い分どおりに1つのトリプタンで効かないから別のって。
ウケるわ。マクサルトに罪なし。イミグランがかわいそうだわ。
ロキソニン,どんな飲み方してるか誰も聞いてないのかよ……。
きっと「**片頭痛→トリプタン**」って,
医師国家試験の勉強でインプットしたことを
まんま杓子定規にずっと実際の患者に適用してんだろうな。

いるんだよな,こういう「**自分のプラクティスがダメかも**」って
全然,客観視できないやつ。
薬剤師さんとやりとりしたらいいのに……って
きっとこういう医者に限って
薬剤師さんのいうことなんか聞く耳持たないんだろうな。

……このカルテのヤバさは「**そもそも片頭痛かどうか微妙**」ってところだな!
この患者にちょっとでも片頭痛かもって思ってしまったセンスの無さは
まあさておき,うまくいかなかったら見直す。
これくらいやってよ……。

片頭痛の診断は奥が深いんだよ。
お前片頭痛知ってんのか?

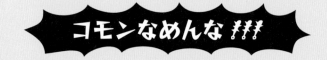
コモンなめんな!!!

はぁ，はぁ，はぁ……
ちょ，ちょっと前のカルテ見てみよう……気をとりなおそう。

なあニィィいい？？

今年になって頭痛が発症した上に
ピル飲んでるぅぅ？？？

やばいやばい。

まず **普通にピルのせい** かも。
しかもやばい病気で **脳静脈洞血栓症** とかあっぞ。
普通に視野ぼやけることあっぞ。

そ──もそもだ！！
35歳発症の片頭痛がおかしい！

こういう，典型外れてたら，最初は **頭蓋内精査** したほうがいい！
脳腫瘍かもしれんぞ……。

そりゃイミグラン，効かんわ……。

ちょっとこの女性心配だから
『夢ショーグン』に伝えてこの人の夢に入ってもらって，
脳画像の検査してもらうよう導いてもらおっと……。

カルテ **3**

処方せん

患者	イトウ　ケイスケ		
	33 歳	男・女	再 診
	主 訴：頭痛		

病歴	日曜日の午前に急に強い頭痛で休日診療所を受診。 片頭痛と診断されて，ロキソニン処方。 月曜・火曜も弱いがぼやっと頭痛はあって，今日（水曜日）になってまた頭痛が増強した。吐き気もある。 #7119 に電話したが，まずはかかりつけ医へということで来た。 以前にも，頭痛で当院受診歴あり。

O）BP179/98mmHg, 意識清明

　　歩行可能，視野異常なし

A/P）片頭痛再発

ロキソニンはまだある。トリプタン処方。

処方	Rp. 1）アマージ（2.5）1 回 1 錠 <div align="right">頭痛時頓用 10 回分</div>

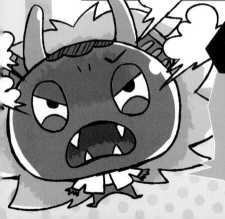

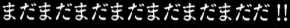

まだまだまだまだまだまだまだだ!!

また頭痛えよ!! だめな処方せん
いねが～…… あと1枚でいいから
ダメ処方を拝ませてくれぇぇぇ

お……あった……。あったぞ。

こ，これは極上のダメ処方の臭いがぷんぷんするぜ……。

まず，病歴情報に流されすぎだろ！ **自分で考えろよ。**
なに休日診療所の診断を流用してんだよ。**素人か。**

ていうか「**頓用**」って。

"**今**" あたま痛えんだよ。頓用ってなんだよ，大丈夫か？

って！！！！ そもそも！！！！
片頭痛の既往ねぇじゃねぇかよ！！！！！！！！！
トリプタンて！！！！！

はぁ，はぁ，はぁ…………。

こ，これはひどいぞ…… 片頭痛の発症年齢が 30 代って聞いただけで
違和感を持てないようなセンスでよく頭痛診療やってんな。

おい……コモンをなめるなよ……？

確かに片頭痛は超絶コモンディジーズで，つまり大勢の若者の QOL を激しく
落とす病気だ。

だがな！

ボーッと臨床やってんじゃねーよ！

はぁ，はぁ，はぁ……

- ・吐き気　　　　　　→　　片頭痛でもありうる (o^^) b
- ・血圧上昇　　　　　→　　痛みのせい (o^-')b
- ・歩けて意識クリア　→　　大丈夫 (b^_^)b

……って，

お前が大丈夫じゃないわ !!!

そもそもこのケースは，片頭痛の診断自体がアンクリアだわ！！
「 頭痛の初発年齢が **30 歳**と片頭痛にしてはやや高く…… 」とか，
意識高い研修医みたいにせめて **テンプレで覚えろ** や！！

鑑別診断5個とか挙げずに **1個** 言え！ いーから **1個** 言え！ **おい！！**

話は **出血否定** してからだ！

おっと，そんなことでこのダメ処方鑑賞会を終えねえぞ。
もっと味わわせてくれよ。

とにかく **すべてが安易** なんだよ！
もっと，患者と話をしろよ！聞けよ！別に患者は迷惑がってねえぞ！！
いったい片頭痛をなんだと思ってんだ。臨床診断をなんだと思ってんだ。
話を聞かずに臨床診断すんな。
こんな処方するやつは，頭痛以外のかぜとかの処方もイマイチなんだろうな。

片頭痛ってのは
「おきまりの発作が繰り返し月～年の単位であって悩んでる」って人 に
考えるものだぜ？

診断違うのにトリプタンかよ。
トリプタンは片頭痛薬であって **鎮痛薬じゃねえんだよ！！！！**

ていうかこれ全部 **くも膜下出血** でありえる病歴だぞ……。

俺はな，頭痛患者全員に頭蓋内精査がルーティンとは思ってないぞ！
訴訟にビビりまくってるようなやつに限って訴えられたりしがちなんだぜ？

まずはくも膜下出血だよっ。

くも膜下出血がやばい病気のわりに診断が難しいっちゅうことと，
警告出血って話を覚えとけ！！

あと，くも膜下出血っていうのは自律神経症状を伴うんだぜ？
消化器症状とか発汗とか血圧変化とか不安とか。

この青年はよぉ！１度 #7119 をコールしてるんだ！！
普通ただの頭痛と思ったら自分で様子見るだろ！！
そこでなんで #7119 を呼びたくなったか
ちょっとは想像しろよ！！！！

問題外すぎるわ。

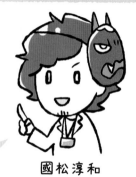

やれやれ，今年もまたオニマツさんが現れました。
毎年毎年……あぁ，今年ももうそんな季節ですか。
彼はいつもキレすぎなんですよね……。

初日は「頭痛」ですか。
頭痛は重要な症候ですよね。
それこそ私はオニマツさんのことで頭が痛いですが，
では少しずつみて参りましょうか。

國松淳和

■ はじめに

　お薬のこと，お薬の使い分け。こういうことをすぐ教えてほしい，すぐに知りたい。その気持ちはよくわかります。

　しかし，お薬の選択というのは，患者さんの病態の見立てにかかっているのです。見立てが悪ければ，お薬の選択も誤ります。どんなにお薬の詳しい知識があっても，どんなに論文を熱心に読んでいても，患者さんに何が起こっているか正確に見抜けなければ，適切な薬剤選択は絶対にできません。

　さあ，一緒に「患者さん」を意識して「お薬」について考えていきましょう！

🗨 頭痛診療「梅」

　まずは日常的な頭痛診療についてざっくり解説していきます。

　頭痛診療をするならば，松・竹・梅のランクで考えられるとよいでしょう。ではまず「梅」からいきましょう。

- 日頃の診療では，ざっくりと診察室の中で診る頭痛の8割が片頭痛と緊張型という感覚でよい。慣れないうちは，「片頭痛と緊張型を区別する」ということを意識するのではなく，「片頭痛かどうかを考えればいい」という発想をお勧めする。
- また，頭痛なので「痛みの病気」という認識が非常に大切である。よって，対症療法が重要で，薬との付き合い方・使い方を重視するスタンスを持っているべきなのが「頭痛」である。
- 医療機関に受診するほどの頭痛のうち，はじめての頭痛エピソードには，原

表1　片頭痛の診断における問診のポイント

- ✓ 発症年齢（初発の頭痛エピソードが起きた年齢）が十分若い（10-20 歳台）
- ✓ 片頭痛の家族歴がある
- ✓ 頭痛が強い時期と，頭痛がない時期とのメリハリがある（発作的である）
- ✓ 発作の時に吐き気を伴う
- ✓ 発作の時は横になっていたい感覚になり，通常すべきことが継続できないくらいの痛みである（運動で改善しない）
- ✓ 感覚過敏（光や音）がある
- ✓ バクバク・ズキンズキン・ドクドクするというような疼痛感覚
- ✓ 学校や勤務が終了した帰宅後や休日など，緊張から解放された時に発作が起こる

則 CT などの頭蓋内精査をしておくほうがよい。

- 典型的な片頭痛の病像を知り，効率よく問診していく（**表1**）。これについては「怒涛の反復」とし，とにかく基本事項の数稽古だとしておくべきである。

- 「片頭痛であればトリプタン」と考えるのではなく，まずは「**片頭痛・緊張型どちらであっても第 1 選択は NSAID**」と考えておくほうが実際上はよい。

- これは，ほとんどの頭痛患者が「鎮痛薬の頓服が下手である」という背景を重視した考え方である。

- また，疲労をためていたり，睡眠不足・生活が不規則だったりするなど，体調に見合わない行動を患者は慢性的にとっていることも多い。非薬物的なアプローチの余地がかなりあるのが頭痛という病態なのである。

😊 頭痛診療「竹」

次は「竹」にいきましょう。「竹」の目安は，NSAID を「頭痛時頓用」と処方してもうまくいかない，くらいのレベルです。

● 単に頓服させてうまくいかないときの可能性は大きく分けて次の 3 つ。

1. 頓服がうまくいっていない
2. 薬剤性頭痛など他の要素がある
3. NSAID だけではうまくいかない本当の片頭痛

1. 頓服がうまくいっていない

- 話の前提として，「患者は薬を頓服するのが本当に下手である」と思っていたほうがよい。頓服で薬を処方する場合は，定時内服の場合よりもしっかり服薬指導をすることを心がける。

- 頭痛の場合，國松は「普段，頭痛がして薬を飲もうと思ったときに，薬がどこにあるか」をまず患者に尋ねて確かめることにしている。

- 「自宅の引き出しの奥」は問題外で，自分のバッグの中もやや不十分。つまり，痛いと感じた時に即服用できる場所に薬があるかが重要で，そこに踏み込んでいって確かめる。

- 自宅で過ごすことが多い人は家の中でもよいであろうが，学校や仕事がある人もいる。たとえば，シャツのポケットに（シートを切って）1錠分入れておく，オフィスのデスクの一番手前にしまっておく，財布に入れておくなどの工夫を具体的にその患者に合わせて教える。

- こうすることでやっと，こちらの「いかにすぐ飲むことが重要か」が伝わる。この手間を惜しむべきではない。

- 片頭痛発作を繰り返している患者ならば，そのほとんどで「事前に発作が来そうかわかる」という病歴が取れることが多い。これを聞いておくことは大切である。

- このことを患者と共有すれば，「痛み」というつらい症状を受け止めたことを患者に示せる上に，その発作の前兆を認識することで，まさにそこが頓服するタイミングだということを教えることもできる。必ず経るべきプロセスといえる。

- 頓服がうまくいっているかどうかを確かめるには「再診」しかない。頭痛は「主体的な頓服」を要する疾患で，処方せんを出しっ放しにするのではなく，可能な限り次回の予約を入れ，再度診察するようにしたい。この関心を持たなければ，患者は通ってきてはくれない。

- 実際の頓服のタイミングについては，國松は**図1**のような簡単なグラフを患者に書いて説明している。

- まず黒い線のグラフと青い線のグラフを書き示す。痛くなったときに，様子をみてしまって鎮痛薬を飲むのが遅れてしまうと（青矢印），結局その頓服はほとんど痛みの減少に貢献しないということを教える。

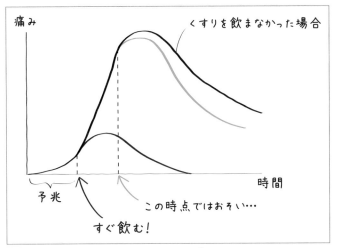

図1　片頭痛における頓服のタイミング

- 一方，痛みを覚えてすぐ鎮痛薬を服用すると赤のカーブのように描かれる波形が随分と小さくなり，同じ内容・同じ量の鎮痛薬でも効果を実感できる。これを教える。

- もちろんこのように服薬指導をしても効かない場合は，トリプタン系を選択するなど別のアプローチをとることは多い。しかしまず，この頓服という行為が上手にできるかどうかを一緒に確かめるべきである。

- 頭痛を感じた初期に赤のカーブになるしくみは，國松は「痛みが痛みを呼ぶしくみがある」と患者に説明している。痛いという感覚を放っておくと，そのこと自体が「痛みを軽減するしくみを邪魔する」というようなことを平易な言葉で説明している。

- 片頭痛患者は若い人が多く，親と一緒に受診することも多いが，患者本人が主体的に服用できるよう，必ず本人にも「なるべく早く飲む」ことの意味を教え，具体的な服用法を一緒に考え，直接説明する。

- 再診では，効いたかどうかよりも，頭痛発作に対して実際に教えたように素早く服用できていたかについて確認する。服用したときの様子を詳しく聞き，行動面を確かめるのである。

- ちゃんと頓服できていないのに「無効」と判断して，別の治療薬に移るということは避けたい。

- 薬の種類の差異ではなく，服用の仕方が大切であることを患者に示すプロセスを重視したい。

2. 薬剤性頭痛など他の要素がある

- それでもうまくいかないときは，別の要素を同時に考えておくとよい。

- 「松」以上の難しい病態・複雑な状況を早々に考えるべき場合もあるにはあるが，ここではライトな問題を考えてみる。たとえば「薬剤性」の頭痛である。

- 処方医も患者も，まさか服用している薬が頭痛の原因であるとは思わないから，薬剤性の認識は通常遅れる。

- 日常診療では，表2のような薬剤を使用中であれば，國松は薬剤性を疑うようにしている。

- 薬剤性でもなさそうで，過労や緊張を強いられる状況が続く，あるいは頸椎症が基盤にあるなど筋性要素の多い頭痛の場合は，鎮痛薬が素直にスッキリ効かないことが多い。自然，患者の満足度やQOLも低いままである。

- この場合は，患者の行動面を詳しく聞くのがよい。ただし，一気に「ストレス説」「メンタル説」に結びつけるのは厳禁である。そのような浅はかなアセスメントをするような医師は，おそらくどうせエチゾラム（デパス®）を出しておわりである（……あっ，この種の指摘はオニマツさんの役割でした）。

- 鎮痛薬が思うように効かず，患者も不安がっていたら，素直に立ち戻って他のことをしてみるとよい。

表2 薬剤性頭痛の主な原因

✓ 発血管拡張作用のある薬剤全般
◇ カルシウム拮抗薬
◇ 硝酸薬
◇ プロスタグランジン E_1 誘導体製剤 / リマプロストアルファデクス
◇ 肺高血圧症治療薬
✓ テオフィリン製剤
✓ シロスタゾール
✓ NSAID
✓ 感染症治療薬：キノロン系抗菌薬，メトロニダゾール，アシクロビル
✓ 抗コリン薬

- たとえば，血液検査をする，CT しか撮っていなかったら MRI を撮像する，頸椎症を疑って頸椎エックス線を撮る，などである。患者は身体の病気を心配していることが多い。

- よく見かける，やや不適切と思える事例を紹介する。「徹頭徹尾，アセトアミノフェン」という医師である。いや，薬剤師にも多いように思える。

- 医師や薬剤師の中には，先祖を NSAID によって殲滅された怨念でもあるかの如く NSAID を嫌う・避ける者がいる。

- 「副作用が怖くて頭痛ごときになんか使えない」「頭痛くらいで使うと乱用につながり NSAID 頭痛になる」「胃潰瘍など何かあったらどうするんだ！」「連用で腎不全になった人を知っている」「とにかくアセトアミノフェンだろう！」……などいろいろである。

- 言い分はわからないでもないが，頭痛というものはつらく，正直アセトアミノフェンごときでは奏効しないことが多いことも知ってほしい。

- NSAID の副作用について留意するのは，医療の専門家として当然としても，「たかが頭痛」としてしまうその姿勢はあらためたい。

3. NSAID だけではうまくいかない本当の片頭痛

- NSAID を用い，しかも頓服の仕方も上手になり，問題もないのにまだ頭痛がしっかりと抑えられない場合を考える。

- この場合，表1 の特徴をおおむね捉えているような頭痛であれば，このときトリプタン系のいわゆる片頭痛薬の処方を考慮する。

- いきなりトリプタンを使わなかったことの不利は特にないので心配には及ばない。なぜなら，頓服に対する考えや服用のタイミングなどは，NSAID を処方にしていたことと全く同じ指導になるからである。

- つまり，同じ飲み方でそのままこの薬にしてみてください，と指導してトリプタンを処方できるのである。

- どのトリプタン製剤を選ぶかは，以前は私も得意げに使い分けを披露していたが，今はそれよりもトリプタン処方を「頓服が上手にできる片頭痛患者のうち，NSAID ではうまくいかない場合」にほぼ絞ることにしている。

🍑 オニマツさんへ

　「松」に行く前に，ここでちょっとオニマツさんのご様子を見てみましょう。カルテの順に見ていきます。

カルテ 1：オハラ ナオキさん（21歳男性）P2

- オニマツさんは「夜もつらいのかとか，聞け！」っておっしゃっていますね。さすがですね。頭痛がひどくて眠りが中断するというのは，あまりよくないサインです。
- 具体的には，「頭痛で夜起きる」という病歴が取れたら，脳画像検査をぜひしておくべきだと思います。脳腫瘍などが否定できませんし，血管の病気も全然否定できません。
- たとえば，脳動静脈奇形，未破裂動脈瘤，（微小出血におわった）くも膜下出血などすらありえます。

カルテ 2：ニイガキ エリさん（35歳女性）P6

- 35歳初発という片頭痛と即断するには年齢の高い患者さんに，しかも3回目の受診だというのに思慮もなく出されたトリプタンの処方せんです。オニマツさんは怒り狂っていますね。
- まあ無理もありません。これは本当にオニマツさんの言う通りで，片頭痛患者のはじめての発作エピソードのほとんどが10〜20代だからとされているからです。
- ちなみに頭痛患者さんで「10代に発症しました」とはっきり述べられること自体，稀なことだと國松は思っています。自分の症状を正確に認識できなかったりうまく言えなかったりするのが10代だからです。

カルテ 3：イトウ ケイスケさん（33歳男性）P10

- おやおや，オニマツさんはまたしてもこの「33歳」という年齢に突っかかっていますね。でも本当，そうなんですよね。
- しかも疫学上は，片頭痛は女性のほうが多いです。片頭痛の既往がない，30代男性の初発の強い頭痛に対して，片頭痛の診断をつけにいくことは

確かに不自然です。

・あとはもうオニマツさんが大切なことを全部述べてくれています。

😊 頭痛診療「松」

さあついに「松」です！「カルテ2」ではオニマツさんが「脳静脈洞血栓症」などという鑑別を挙げていました。これは確かに稀な病態ですが，重大です。

この「松」では，薬剤師さんにとっては少し難しい内容のことも混じるかもしれませんが頑張ってついてきてください。また，お薬について，エビデンスや正解のない事柄にまで思い切って踏み込んでみようと思います。

1. 片頭痛によく似たもの（片頭痛ミミックス）

・まず「三叉神経・自律神経性頭痛（Trigeminal Autonomic Cephalalgias；TACs)」という概念を知っておくと便利である。

・TACs は総称（グループ名）で，以下の項目で特徴付けられる。

  ・頭痛は一側（片側）性
  ・頭痛と同側の，副交感神経の賦活化による顕著な自律神経症状

・TACs を特徴付ける「頭痛と同側の，副交感神経の賦活化による顕著な自律神経症状」について**表3**に列挙する。

・頭痛に**表3**のような症状を伴っていたらTACsの中に分類できる可能性がある。

・これは，新しい疾患と思わず，群発頭痛を包括した別の切り口と捉え直した概念と捉えておく。具体的には，**表4**のように整理しておくとよい。

・いきなりややこしい話になるが，TACsのうち**表4**のA）持続性片側頭痛は慢性片頭痛と区別が難しい。

・持続性片側頭痛は，決まって片側である。「そんなことはない。反対もある」のであれば，持続性片側頭痛ではない可能性を考える。

・そして当然ながら持続性片側頭痛はTACsの特徴である**表3**の項目を1つ以上満たす。

・これに加え，片側（**表3**の症状と同側）の激しい頭痛で，しかも決まって片

表3 頭痛と同側にある7つの症状	表4 TACs

表3 頭痛と同側にある7つの症状
1. 結膜充血あるいは流涙
2. 鼻閉あるいは鼻漏
3. 眼瞼浮腫
4. 前額部および顔面の発汗
5. 前額部および顔面の紅潮
6. 耳閉感
7. 縮瞳あるいは眼瞼下垂

表4 TACs
A) 持続性片側頭痛（3時間以上）
B) 群発頭痛（15分-3時間）
C) 発作性片側頭痛（10-15分くらい）
D) （短時間持続性）片側神経痛型頭痛発作（10分未満）
E) 未分類／疑い例

側のみであるときには持続性片側頭痛が疑わしい。

- **表4**の区別は，薬に対する治療反応性も区別の手がかりになる。具体的には，**表4**のAとCにはNSAID／インドメタシンが効き，BとDにはNSAID／インドメタシンが効かない。よって，A，Cは余計に片頭痛との鑑別に慎重でなければならない。

- 繰り返しになるがポイントは，頭痛は厳密にいつも片側か，頭痛と同側に**表3**のような頭部の自律神経症状があるか，である。

- これを捉え直すと，「トリプタンの効かない片頭痛」をみたらTACsとしての片側頭痛を考えてみるべきである，ともいえる。

2. トリプタン，"それでも"使い分けたい

> ・作用時間が一番長い：ナラトリプタン（アマージ®）
> ・水なしで服用できる（口腔内崩壊錠）：リザトリプタン（マクサルト®），ゾルミトリプタン（ゾーミッグ®）

- この2つについては，國松は色分けをしている。

- たとえば，発作時間の長い〜慢性化の傾向のある片頭痛，保険外ではあるものの群発頭痛あるいはそれが疑われる患者の頭痛などではナラトリプタンを試すことがある。

- 水なしで服用できる製剤も患者によってはメリットがある。時間–疼痛カーブ上，発作開始から一気に疼痛のピークに向かうような片頭痛では，一刻の猶予もなく，肌身離さず携帯することは当然として，水なしで即服用できるメリットは大きい。

- 残りのスマトリプタン（イミグラン®），エレトリプタン（レルパックス®）は，

使い勝手がないというわけではなく，「バランスのよさ」が強みなのだろうと思われ，國松自身も処方機会は多い。ナラトリプタンは急峻に効果が発現しないということでもあるので，一般的・典型的な片頭痛ではむしろ積極的に選択する理由がない。

3. 重大な鑑別疾患

- もちろん頭痛をきたす注意すべき疾患は，脳血管障害を中心にして挙げ出したらキリがない。

- くも膜下出血はその中でも見逃しが問題になる疾患である一方，自分自身だけの経験では足りないものと思われる。そこでこの疾患は，他人の事例や文献上の事例，判例（?）を覗き見してでも数多く触れておくことを勧める。

- 片頭痛は，人生初の発作でそのエピソードのまま医療機関に受診するということはほぼない。というか本書では思い切って，これを「ない」としておく。

- 要するに普通は，片頭痛はある程度発作を繰り返してから受診するのである。「人生3度目」なら早いほうで，「3年前から」などでもそこまで不自然ではない。

- つまり「2日前に強い頭痛があって弱まったけれど，まだ疼くし気分が悪いので受診した。過去に頭痛歴なし」などというエピソードは，他の状況がどうであれ國松ならまずはくも膜下出血を否定したい。

- オニマツ氏が言及していた脳静脈洞血栓症は，近年月経困難症に対する介入意識の向上によって「低用量ピル」使用者が増加するであろう状況を見据えると，あながち非現実的な鑑別疾患ではない。

- 低用量ピルは若年女性が使用しうる。つまり片頭痛の罹患患者と世代が重複する。軽度の先天血栓傾向に低用量ピル使用が重なって発症する脳静脈洞血栓症例は，今後増えてくるかもしれない。

- 若年者でも脳腫瘍はありうる。慢性経過であっても，よくならない頭痛には頭蓋内精査を行う。

- 片頭痛は閃輝暗点や光過敏のように「眼の症状」を訴えることは多い。表5に，眼の症状を伴う頭痛についてまとめられたものを引用する。

- ポイントは，こうした頭痛の病因が「頭の中とは限らない」ということである。すなわち表5の中でいえば，頸動脈解離，閉塞隅角緑内障，側頭動脈炎，

表 5　眼の症状を伴う頭痛

片頭痛	閃輝暗点，ジグザク線，光のちらつき，光過敏
TACs	結膜充血，流涙，眼瞼浮腫，眼瞼下垂，縮瞳，光過敏
頸動脈解離	同側の眼瞼下垂，縮瞳
間欠性閉塞隅角緑内障	複視，霧視，光周囲の Halo，視神経乳頭萎縮，視力低下，眼圧上昇
側頭動脈炎	一過性黒内障，視力低下
慢性副鼻腔炎	一部で流涙，結膜充血

（高岸勝繁：原因は頭の中とは限らない．総合診療 28：221，2018 より）

副鼻腔炎である。

- これらは診断が難しいという部類に入るが，患者からしたら「頭以外の病気だったのに」と思ってしまうかもしれない。

- 機能予後に関わる病態も多く，注意すべきと考える。

4. 鎮痛薬を出すからには：固定薬疹に注意

- 固定薬疹という，よくある薬疹（体などにまだらができるようなタイプ）とは異なる病型の薬疹がある。

- 固定薬疹は，典型的には原因薬剤の服用後 30 分～数時間で出現する，類円形で比較的境界明瞭な直径 10mm～10cm 大の紫紅色斑あるいは紅色斑のことをいう。

- 大腿や下腿などの四肢，あるいは口の周りや外陰部などの皮膚粘膜移行部が好発部位とされている。

- 多発も単発もあるが，単発でしかも同じ部位の出現を同薬剤の服用のたびに反復する傾向があることは特徴である。

- 皮疹は，かゆみやヒリヒリ感などを伴うことが多く，びらんを伴うこともある。多くは軽度の色素沈着を残して治癒する。

- 図 2 に固定薬疹の典型的な皮膚写真を示す。

- これは代表的なものであり，実際にはこの赤々しいフェーズをだいぶ過ぎた後で褐色調になってから認識されたり，患者が医師に見せたときには医師が問題視しないレベルの色素沈着に近い程度になってしまったりしていること

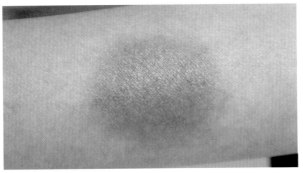

図2 固定薬疹の典型的な写真

(大原香子ほか：カルボシステインによる固定薬疹の1例.
皮膚臨床 59：22，2017 より転載)

表6 固定薬疹の代表的な被疑薬

- NSAID
- 市販の解熱鎮痛薬に含まれるもの：アリルイソプロピルアセチル尿素／エテンザミド／アセトアミノフェン
- キノロン系などの抗菌薬
- カルボシステイン
- チペピジンヒベンズ酸塩（アスベリン®）

も多い。

- この意味で，固定薬疹の診断はその大部分を（視診技術よりも）病歴聴取に依存している。このことをまず理解すべきである。

- したがって「代表的な被疑薬」を知っておくことも重要である。固定薬疹の被疑薬を表6にまとめた。

- 前置きが長くなったが，表6の通り，NSAIDやアセトアミノフェンなど頭痛薬として使用される薬剤がしっかりと含まれている。しかもドラッグストアで購入できるものである。

- 固定薬疹は逐一すぐ消えてなくなり薬剤を継続できてしまうため，患者も医師も薬剤師もこの皮疹を「薬疹」とは思わないことがある。

- その一方で患者はそうした皮疹を心配はするため，原因を鎮痛薬のせいかも

しれないと医療者が気づいてあげることは，患者が医療者を信頼し安心して治療を続けることに大いにつながる。

1日目の「頭痛」，長くなりました。今日はここまでにしておきましょう。
オニマツさんは，他の医師の処方せんを勝手にみて，だいぶキレ散らかしておられましたね。

まぁ，あの処方せんはないなと私も思いました。

……さあ明日はオニマツさんはどんなことでキレ倒していかれるんでしょうか？
心配ですが，実はちょっと楽しみでもあります。
オニマツさんが喜びそうな処方せんがあるといいですね……。

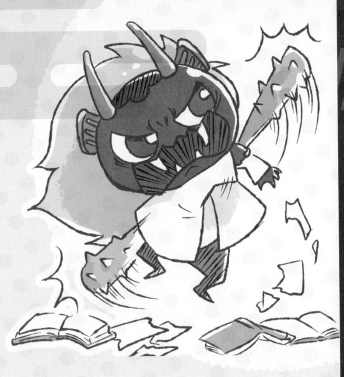

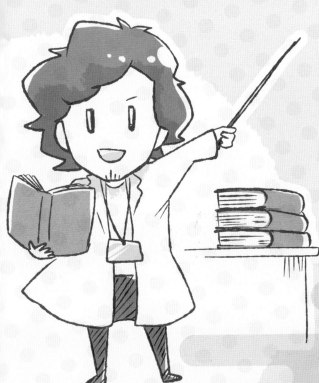

~ダメ処方せんは、ダメ診療~

めまいの処方せんをぶった斬り

処方せん

患者	マルヤマ　カズヨ		
	81歳	男・(女)	再　診
	主 訴：めまい		

病歴	もともとBPPV（良性発作性頭位めまい症）があり，メリスロンをいつももらっている。 今朝，まためまいがしたので来た。吐き気少しあり。 食事摂取も低下。 最近めまいが多かったのでじっとしていた。 「薬がなくなった。CTとか撮ってほしい，今日は」

O）神経学的所見なし，眼振なし

CT：軽度のびまん性脳萎縮以外に特記すべき初見なし

A/P）BPPV再発

CT問題なし。待っている間，メイロン点滴。
メリスロンのほか，アデメチも処方。

処方	Rp. 1）メリスロン（12）3錠分3 　　　　　　　　　　　　　　　　　　　　　　　　30日分 2）アデホスコーワ顆粒10％ 3g 分3 　　メチコバール（500）3錠分3 　　　　　　　　　　　　　　　　　　　　　　　　14日分

だめな処方せん い～ね～が～!!

頭痛は治ったがフラフラしてしょうがねえ……。今日はめまいだ！
めまいだとかフラフラとか，そんなグラグラな処方せんいねが～！！

おー早速あったわ。

うはっ！！！ まずいきなり **すご！**

「メリスロンをいつももらっている」ッて **そもそもそれ何やねん。**
しかもこの医者今回もそれ鵜呑みにして 30 日分て。すげーや。

鵜呑みは鵜と鵜匠さんだけにしとこうな。
ていうかいまどき患者が「めまい」って言ったからそのまま額面通り「めまい」にしちゃうってなんだこれは。適当すぎるわ。そもそもめまいかどうかわからんって話だわオタクみたいな早口になっちまったじゃねえか。

あーそれに **高齢者** だぜ？ 何があってもいいわけだ。
仮にこのクソ処方せんを書いた医者の言う通りめまいだったとしても，
この年齢だと **脳血管障害** はどうすんだ。

もともと BPPV あるからってそんな情報参考にするのは
イソップ物語の中くらいにしとけや。
このオオカミ少年！！！

はぁ，はぁ，はぁ……
だめだ，せっかく昨日の頭痛が治ったのに……。

ていうかめまいって少しでも思うんなら **前庭・蝸牛症状** を聞けや。
回転性 かどうかとか，**難聴** とか，**耳鳴り** とか，せめて！！

聞け！ もっと聞け！ 回転性かどうかくらい，聞け！！！

医学生でも聞くぞ，最初に。

はぁ，はぁ，はぁ……
まあいい……。
この患者の処方せんはメリスロン…………ん？

ぉぁぁあああ？？ あ，アデメチ？

あったぞぁぁおお！！「ダメ処方せん」

これだ……これを探してしてたんだ！
こういう処方せんを書く医者はある意味タレントだよ。
楽しみ甲斐があるぜ。

あ*!!!!* わかった*!!!*
これ，頭部 CT 撮ってるから自信満々なんだ，きっと。
「撮ったぜ？ 脳は問題ないぜ？」 みたいな。
だからそのフラフラはおきまりのやつか，年齢的なやつ。
それかよーわからんフラフラ症状やんね。**みたいな。**

……って，アホか！ 乗らすな。
これだめだ。よくある **「メイロンはエビデンスなし」** とか
そういう議論にすら立てねーわ。

これだ……こんなカルテ・処方せんなかなかない！！
ウォォォ！！！

よっしゃもう言ってやる！ **これ！**

めまいじゃなくて
「めまい」なんじゃねえのかって話だよ *###*

患者が「めまい」と言ったら **「めまい」** と鍵カッコを振っておくんだよ，
とりあえず！！

で！（患者はそう言ってるけどまあそう言わせておいて）実際はなんなんだろう
なって聞くんじゃねえか。

ろくな指導医に教わってねえな。**勉強しろ。**

うゥ…… だめだやっぱ「アデメチはポリファーマシーの原因に」とか
そういう話にもならねーわ。

ぎゃはははは。

なーにが「CT問題なし」だよ！！

お前が問題だよ！

お前「めまい」の基本知ってんのか？

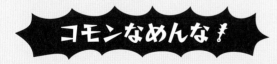

やばいわ……処方せんのこと話ししたいのに問題外だわ……。
はぁ，はぁ，はぁ……

誤診の匂いがする……。
医者は検査，薬剤師は薬にばっか関心がいくんだな，ほんと。
じゃ鬼は何だろ。 病歴聴取だよな。

あーだめだフラフラして来た。水飲もう水。

カルテ 5

処方せん

患者	アイダ　ヒトシ		
	75歳	男・女	初診
	主訴：めまい		

病歴	普段は「平和クリニック」かかりつけ。 今日は休診日なので来た。 はじめての症状ではない。この1年近くずっと。 ふらつく感じ。頭のへん。クラっとする感覚もある。 かかりつけではメリスロンをいつももらっている。 最近ひどいのでこちらに来た。吐き気とかはない。 半年前にMRIを撮って異常なし。 「またMRI撮ってほしい」

O）神経学的所見なし，眼振なし，小脳症状なし，歩行OK

A/P）めまい

MRI問題なし。セロクラールを試す。

処方	Rp. セロクラール（20）3錠分3 <div align="right">14日分</div>

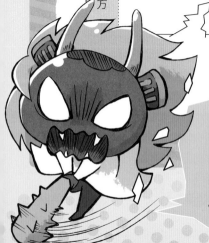

だめな処方せん い～ね～が～!!

ま——だフラフラしてしょうがねえ……もっともっとめまいだとかフラフラとか，そんなグダグダな処方せんいねが～!!

あった。うん。
1年近く「めまい」ってのは，ともかく「メリスロンをいつももらっている」
ッてまたかい！！！

ウケるな。メリスロンって実は結構効くんかな。

まあいい！ 医者がちゃんとしねえから，患者がMRI大好きっ子になっちゃってるじゃねえか。

……って！ この日もほんとに撮ってるし！ MRI！

今日は笑えるわ……鬼に笑われてどうするよ。
しかし，まぁセロクラールなあ。「**脳循環代謝改善薬**」
素晴らしいじゃない。響きが。

でも名前からしていかにもエビデンスなさそうじゃんね。
そんくらい感じられねえのかよ……。

待てよ……今日はアタマいでぐねえから「**鬼phone**📱」でちょっと文献調べてみよっと。

って，ねえし！！！
"ifenprodil" とか "ifenprodil tartrate" とか
真面目に調べちゃったじゃねえか！ **この時間返せよ！**

なんか薬を出そうとするのはいいけど，とりあえずもうちょっと情報集めろや……。この長い経過だったらまずは**薬剤性**とか考えろって。なんか今日は疲れて来たわ〜。

服薬歴を聞け！ お薬手帳をみろ！

あ*!!!!* わかった！
これきっとみてるね，たぶんお薬手帳，この医者。

みたうえでこの診療なんだきっと。みても何も思わないんだろうな。嗚呼。
あれぇ，なんか今日は怒りが湧いて来ねえぞ……。

ダメ処方せんの源泉って，ダメ診療なんだな って気づいちゃった。
診療がダメだから処方せんもダメなんだ。
診療はいいけど処方せんがダメとかないんだきっと。
診療がダメだけど処方せんがいいとかもないな。**ない。**
こりゃ薬剤師にはいい情報だ。**ダメ処方せんは，ダメ診療。**

わーっはっはっはっはっは！

おっと，じゃあお薬手帳をみてみよう。どれどれ。

お薬手帳	Rp1.　アムロジピン（5）1錠　ラシックス（20）1錠　ジゴキシン（0.25）1錠　ハルナール（0.2）1錠　　　　　　　分1 朝食後
	Rp2.　ディレグラ3錠　　　　　　分2（朝2夕1）食前
	Rp3.　リリカ（25）4錠　シロスタゾール（100）2錠　　分2朝・夕食後
	Rp4.　サインバルタ（20）1カプセル　　　分1 朝食後
	Rp5.　ピレスパ（200）3錠　　　　　分3 毎食後
	Rp6.　マイスリー（5）1錠　　　　　分1 就寝前

え，え，何これ？
これ **全部ふらつきの原因になるやつ** じゃん！ **役満じゃん！！**

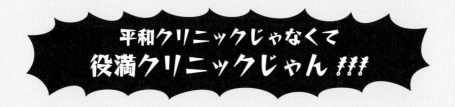

平和クリニックじゃなくて
役満クリニックじゃん *!!!*

やったぜ！！！！
思いがけず **極上のダメ処方せんを棚ボタ GET** だぜ！！！

うぉぉおお！

いやーこれはすごいすごい。すごいよ。
10 年に 1 度のダメ処方よ。これ。

いや，ダメッつうか主治医を励ましたいわ。
「つらかったね……」って。

なんか……医療って，医者って大変だね。
悪意なしにこういう処方せんが出来上がっちゃうんだな。
誰のせいでもないのかもな。
今日は鬼であること忘れちゃうわ…… **鬼泣〜。**

処方せん

患者	タマキ　キミコ		
	62歳	男・女	初診
	主訴：回転性めまい		

病歴	平和クリニックかかりつけ（高血圧，糖尿病）。 今朝起床したときに突然回転性めまいと嘔吐が出現。 治らず，歩くのもままならないので来た。 安静にしていたが症状は改善しない。 家族が救急車を要請した。処置室で嘔吐をしている。

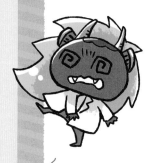

O）BP168/98mmHg, 意識清明
　　強固に閉眼する
　　眼振は良くわからないが右向き？
　　※耳石再置換法は拒否

A/P）めまい症 /BPPV

メイロン点滴。下記処方。

処方	Rp. 1）アデホスコーワ顆粒 10% 3g 分3 　　メチコバール（500）3錠分3　　　　　　　　　　7日分 2）イソバイドシロップ 70% 120mL 分3　　　　　　　7日分 3）デパス（0.5）1回1錠　　　　　　　　　　　不安時 頓用

だめな処方せんい〜ね〜が〜!!

今日は特にグルグル回るわ〜あ゛〜。
もっと傑作な処方せんないか〜！！

ウォォォォ！！！！ あったあったこれはきっとすごいぞ！！

って，また平和クリニックかよ！

大丈夫か！ **さっきの処方せんは全然平和じゃなかったぞ。**

そして今回は来ました！ **メイロン点滴！**
きっと塩分と水分を補給したかったわけだな！？ **優しいな！！**

しっかし内服薬てんこ盛りだな。
ていうか大丈夫か，この患者吐き気治ったんか。**心配だな！！**
吐き気止め出てないの密かにウケるな。

そして「**とどめのデパス**」！
これは「**早めのパブロン**」と同格だから侮れないぜ……。

嘘。

「不安時 頓用」っていうのがまた泣かすね〜。
「不安って，なんだ？」って哲学的問いをしたくなるね〜。

しみじみと一人でゆっくりと。
　って，不安なのはこの医者自身であると悟る。

　　　我思う，ゆえに我あり。 Cogito, ergo sum.

……って，フォント変えたってダメだぜ！！！！！
お前の不安なんてどうでもいいんだよ！！！！

さあーて，こういう処方せん書く場合は……
もうわかるね？ わかるね？

そう，**診立てがヤベェ** のよ！！
処方せんヤベェとその診療がヤベェのよ。

なんつーかオラ医者じゃなくて鬼だから偉そうなこと言えないが（悟空），
これを BPPV にすぐしちゃうあたりがすごいわぁ！
すごーい …って何言わすねんこっちは鬼だわ！！！

「朝発症で，回転性で，眼振ある」から BPPV にしたっぽい気がすんだよな。
めまいってこんな簡単じゃないんだぞ。

ていうか…なんかさっきから久々に…
さっきまではなかったこの気持ち……
ァァァアアァァァアアアあ！！！！！！！

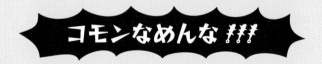

はぁ，はぁ，はぁ。言えた〜。

ままままずね，糖尿病・高血圧みたいに
血管系のリスクがある患者を安易に BPPV にしてはダメなんだな。

小脳症状とかそういう神経所見があれば
頭蓋内精査が思いつくみたいだがなみんなヨォ。
脳幹梗塞で BPPV そっくりになるやつがあるんだよ！！

もうこれは覚えろ！！ AICA 梗塞だよ！！

もっというと,
年齢や血管リスクがないだけで中枢性は否定できないからな。
若年者の中枢性急性前庭症候群なんて全然あるからな！！
解離だよ！ 解離！ 椎 骨 脳 底 動 脈 解 離 ！！
頭とか首が痛いかどうか聞かないとダメだわ〜コモンなめんな〜。

この辺が ふ わ つ としてると,
Head impulse test したかな？とか
Skew deviation はみたかな？とか
気になっちゃうなあ〜… あ！ **そこまで期待しちゃダメだった。**

『うちのおかんが言うにはな，そのめまいは朝発症でな,
　　体動／頭位変換で増悪する回転性だってことらしいわ』

『じゃあ BPPV やないやん。他の病気も全然ありえるわ〜それ』

『でもおかんが言うには，そのめまいは横になったら
　　かえって増悪するらしいねん』

『ほなそれ BBPV やん。その特徴は BPPV しかないわ』

……くらいよさげなやり取りしてほしいわこの医者に。

あと「回転性？」って患者に聞いてもわからん人多いからな。
景色が動く感じかとか天井が動く感じかとか工夫して聞かないといかん！！！

問診でわかることって多いんだぜメイロン？

やれやれ，今日もまたオニマツさんが現れましたね。
ああそうか。毎年 1 週間おられるんですよね。
キレ散らかして 1 週間……。
まあ 1 週間くらいよしとしましょう。
オニマツさん降臨 2 日目は「めまい／ふらつき」で
すか。オニマツさんはよくある重要な症候を選んでき
ますね。さすがです。

それでは今回も参りましょうか。

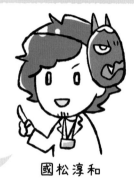

國松淳和

めまい診療は問診が命！

まずは日常的なめまい診療についてざっくり解説していきます。

- めまいの症状を薬で和らげたいと考えたとき，どの薬にしようという発想は
  とりあえず捨てておくことをお勧めする。
- めまい診療は「1 に問診，2 に問診，3，4 も問診，5 に問診」である。
- 慣れないうちは，次のフレーズからはじめることをお勧めする：「めまいと
  いう言葉を使わずに，あなたの言うめまいを説明してください」
- もちろんこのまま言う必要はないが，同じ主旨のことを聞くことからはじめ
  るとよい。患者は，驚くべき症状を「めまい」とみなしていることがある。
- たとえば，膝が痛かったりして足がうまくきかないことを「ふらつく ➡ めま
  いがする」とか，「かぜにかかって体調が悪い ➡ めまいがする」などである。
- 患者が「めまい」と言ったら，しばらくの間～よほど病態が確定的になるま
  では，カルテなどにはカギカッコ付きの「めまい」と記載しておくほうがよい。
- 症候学的に重要なめまいはいわゆる「回転性めまい」である。「天井や景色
  がが～っと勝手に動くような感じになりましたか？」などと聞くとよい。
- 一方「立ちくらみがひどいような感じ」「気が遠くなる感じ」といった表現
  になる「めまい」を，回転性めまいとすることはできない。
- むしろ，非回転性の「ふらつき」「少し気が遠のく」のようなめまいのほうが，
  重大疾患が紛れる頻度は高い。

- とにかく患者の表現は曖昧でその時々で言い方が変わるので，序盤の言い方で確定的に認識せず，ふわっとさせておくことがポイントである。

- 回転性めまいだと捉えられたとして，わずかな確率で紛れる「中枢性」以外の大多数の回転性めまいは，比較的自然軽快に至ることの多いめまいである。

- これを言い換えると，ほとんどの回転性めまいに対して，めまい自体へ効果的な薬剤を処方する機会はそう多くないということになる。

- 繰り返すが，非回転性めまいのほうが重大疾患が紛れている可能性が高い。

- よって，患者が正確に「回転性めまい」だと表現できていない可能性も多いとすると，世の中にありふれている「"めまい"➡抗めまい薬」というほとんどの処方せんは，少々怪しんだほうがいいということになる。

よくある回転性めまい「良性発作性頭位めまい症（BPPV）」

　では次は，よくある回転性めまいの疾患について，またしてもざっくり説明していきましょう。

● BPPV を学ぶ3つ

1. 問診
2. 似た疾患・見逃したくない疾患
3. 薬物治療

1. 問診

- めまいが生じるときにそれが「回転性めまい」であろうという目算が高い人に，BPPV のことを考えるのが原則である。

- 典型的な病歴は「朝」発症である。これを，朝起きて身支度中に発症……というような情景をイメージしないことがポイントである。

- どちらかというと，就寝中発症というイメージである。しかも寝たばかりではなく明け方とか起床時発症が多く，つまり長く寝ていてそれで起床に至った直後などに発症することが多い。

- 「朝起きて目が覚めて，まだその寝床にいたままの状態でめまいが起きませんでしたか？」などと聞くとよい。「目を開いたらもう」とか「寝返りだけ

でも」という病歴も有用である。

- 起きようとしてその動作で当然 BPPV 発作は誘発されるが，そこを聞き取ってもしょうがない。

- 起き上がって生じる「めまい」の訴えは患者相手だと非常に非特異的であり，BPPV 以外の病態も多く拾ってしまう。よって，「起き上がるとめまいがするか？」は bad question である。

- そうではなく，BPPV では臥位になったときにめまいが起きるか，という質問がよい。「横になってもめまい発作が起きたか？」と聞き，yes であれば BPPV の可能性は高まる。

- 「持続時間は？」の質問は，よい質問とされていることが多いが，國松は違う意見を持つ。

- BPPV では安静で 1 分以内でおさまることが多いため，これが聞き取れれば BPPV である，とする教えが多いが，これには困難が 2 つある。

- 1 つは，患者が医療者に教わらずに「完璧な安静」をとることは難しいということである。本当にピタリとも動かさずにいれば 1 分以内に発作が治まるだろう。しかし実際には患者がそれをするのは難しい。動いてしまうからである。

- もう 1 つは，患者は「次の発作が怖い」という点である。めまいもつらいが，ちょっとでも動くと次の発作が起きてしまうというその恐怖がつらいのである。よって，「1 分以内で収まる！」などとハッキリと言える患者は少ない。恐怖感も含めて "めまい" は 1 日中続いた」と訴える患者も多い。

- 患者は，医療機関に到着するまでの間に「めまいよりも吐き気のほうがつらい」ということに気づくことが多い。BPPV では著明な急性の吐き気を伴うことは特徴である。

- めまい自体は早々に慣れて，嘔気・嘔吐を主訴に来院することすらある。

- 難聴や耳鳴は伴わないとされるが，患者のめまい・吐き気の苦痛が強すぎて，「とにかくつらい」の一環で難聴があると言ったり，もともとある耳鳴のことを「ある」と強調して言ったり，難聴や耳鳴の有無の問診は文字通り "ノイズ" が多い。

2. 似た疾患・見逃したくない疾患

- 頻度といい，BPPVを軸にして他の疾患を考えるのが一番効率がよい。

- たとえば，BPPVと同じ性質の症状がBPPVよりも持続する場合は前庭神経炎の可能性がある。

- 発症7〜10日前に感冒（ウイルスかぜ）が先行している場合，前庭神経炎の可能性がある。

- BPPVらしい面があっても頭痛を伴う場合は，脳出血や椎骨脳底動脈解離かもしれない。

- BPPVらしい面があっても，普段の血圧よりも顕著な血圧上昇があれば，脳血管障害から考えたほうがよい。

- BPPVらしい面があっても，朝の寝起き・寝床での発症ではなく，たとえば朝出勤後職場の朝礼中に発症した，などは脳血管障害から考えたほうがよいし，少なくともBPPVらしさはぐっと下がる。

- 運動中・口論している最中などに発症するBPPVは見たことがない。発症時の行動は詳細に聞くべきである。

- 問診のところでも述べたが，安静でもずっと持続する回転性めまいはBPPVらしくないと考えるのが無難である。

- 一方，「今朝めまいがあった。つらかったが今はない」と言って午前の外来の終わりや午後の外来に来るような回転性めまいはBPPVの可能性が高い。ただし，一部は中枢性／脳血管障害も否定できないため，リスク次第ではある。

- ここまでは回転性めまいを前提にしたが，回転性でない場合は，血管系のリスクが高い人，高齢者などは別扱いとし，素直に脳画像検査や血液検査で地道に検討していったほうがよい。

3. BPPVの薬物治療

- めまいというもの自体に，しっかりとしたエビデンスのある薬剤がそもそもない。

- 急性期の「しんどさ」に対して，抗ヒスタミン薬のd-クロルフェニラミンマレイン酸塩（ポララミン®）かヒドロキシジン（アタラックス®-P）がよい

かもしれない。注射剤も内服薬もある。

- 吐き気に対してはメトクロプラミド（プリンペラン®）がよいかもしれない。これも注射剤も内服薬もある。もちろん併用もいいだろう。

- ただしこれらは発症してすぐ投与される必要があるため，内服の場合は頓用として自宅に配備させて，発症したらすぐその場で飲むように指導する。

- 個人的にはメトクロプラミドの必要性は高いような気がしている。BPPV における吐き気はつらいからである。

- 他の薬剤については，特に薬効として差はないように思える。それよりも「こんなつらいめまいが起きたときに何かやることがある」ということのほうが重要である。

- つまり，めまいが起きたらとりあえずこの薬さえ飲めばよいという，とにかく何らかの拠り所がほしいのである。頓服薬を処方するのではない。「めまいが起きたらこれを飲みましょう」という行動を処方しているのである。

- よって，國松はいわゆる「抗めまい薬」とされる薬たちをエビデンスを理由に排除しない態度を取っている。

- その意味で漢方薬もいいだろうと思う。「あのめまいが起きたらこれをすぐに一度に2包飲んでね」と五苓散を処方することもある。

- ベタヒスチンメシル（メリスロン®）やジフェニドール（セファドール®）なども，その意味ではアリである。

- めまい発作に怯えたような病態になっている患者も多く，その意味でベンゾジアゼピン系なども患者によっては奏効してしまうが，中期的・長期的には無用な依存が形成されてしまう可能性も高い。

- 発作自体は，ベンゾジアゼピン系を飲まなければ治らないわけではないということを，教育していきたい。

ちょっと難しい回転性めまい「前庭神経炎」

では次は，代表的な回転性めまいの疾患について，またしてもざっくり説明していきましょう。

● 前庭神経炎を学ぶ3つ

1. 問診
2. 中枢性か否か？
3. 薬物治療

1. 問診

- BPPV を軸にして，違いを理解すればよい。やはり持続性というのが重要な性質ではある。数分以上続くものは引っ掛ける。
- 頭位変換でのめまいの増悪はありうるのでこの問診はあてにしない。
- 急性期は回転性めまいや嘔気などでつらい。この点は BPPV と一緒である。
- しかし，この疾患の本当につらいところは，回転性めまいがおさまっても体動時あるいは歩行時のふらつき感が持続することである。
- 回転性めまい自体は「反復する」という性質をとらない。「回転性めまいは1回きりのエピソードだった」という病歴を拾いたい。
- BPPV とは病態は別であり，個人的にはウイルス感染の1～2週後という病歴は重視している。なにせ前庭神経「炎」である。

2. 中枢性か否か？

- 前庭神経炎では，BPPV よりもある程度めまいが持続しているということであり，「持続性」という点では中枢性のめまいとの鑑別がより問題になる。
- まずは，血管系リスクが高い人がどうかの査定である。これは問診で行う。
- 具体的には，高齢者かどうか，糖尿病・高血圧・脂質異常症などの治療の有無，そのコントロール状況（それを把握するための投薬状況），既往歴・家族歴，患者が所有しているデータ（直近の HbA1c や LDL コレステロール値や日頃の家庭血圧）などである。
- これらに引っかかるようであれば，診察室での種々の所見や検査情報などに左右されることなく，一度は MRI による頭蓋内精査を現実的に検討したい。
- そうでない場合は，まずは診察室でのしっかりとした身体診察が重要である。
- **Head Impulse Test**：患者の顔を人形を扱うかのように掴み，首だけを左右に素早くキュッキュッと振る。その際，確実に検者の鼻先一点を見つめ続け

る努力をしてもらう。

- すると，前庭障害がない患者では，どんなに強引に素早く顔を振られようとも，患者の眼は検者の鼻を見続けることができる。これは Head Impulse Test 陰性であり，つまり前庭−眼反射が保たれていると考える所見である。

- 一方，前庭障害がある患者では，検者によってキュッと振られてしまうとその瞬間（鼻を見続けることができずに）振った側に視線が残ってしまう。ワンテンポ遅れて検者の鼻先をみることになる。これが Head Impulse Test 陽性である。つまり前庭−眼反射が保たれていないと考える所見である。

- **Test of Skew**：ごく簡単にいうと，脳幹の血管障害の有無をみるテストである。まず片側の眼を手や紙でパッと隠す。その時，隠されない側の眼について眼球の動きをみる。

- 垂直方向に眼が動けば Test of Skew 陽性で，脳幹障害＝中枢性めまいを考える。

- だが少し寂しいことをいうと，これらの診察手技が非中枢性を示していても，ごくわずかな確率で中枢性が紛れてくる。ただし誤解してはいけない。MRI もまた偽陰性がありえ，完璧な検査ではない。

- MRI 正常で中枢性を否定せず，かつ「中枢性も否定できない」という臨床状況であれば，とりあえず「中枢性かもしれない」という態度をとっておくのがよいと思われる。

3. 前庭神経炎の薬物治療

- 残念ながら，BPPV 同様あまり有効なものはない。

- めまい自体の薬というより，随伴する吐き気や「しんどさ」自体になら処方は成り立つかもしれない。

- 明確にトリガー感染の問診が取れて発症した前庭神経炎では，何かよい治療法があっていいのではとの私見を持っている。

- ギランバレー症候群のような機序であれば IVIg（大量ガンマグロブリン静注療法）が効く可能性を考え，検索してみたところ全く hit しなかった。

- ステロイドは検討があるが，直近の trial（PMID：28391531）ではあまり効果がない結果になっている。

- 高血圧や糖尿病もなく，高齢者でもない患者で，トリガー感染の病歴が明瞭ならば，ステロイドも一時的な症状緩和についてはありかもしれないが，3ヵ月以上経った後の種々の機能には差がないというのがエビデンスのまとめとなる。

- 個人的にはこうした限界を説明して，ステロイド投与にまつわるリスクが低そうであれば，同意を取ってステロイドを使用している。

- 具体的にはデキサメタゾン（デカドロン®）3〜6mg分1を4週以内に漸減offとしている。

- 対症的にはジフェンヒドラミン（レスタミンコーワ）が使用されることが多い。トラベルミン®を好む患者もいた。

- 症状が遷延することの不安に対してのベンゾジアゼピン系は避けたほうがよさそうである。リハビリテーションを好む諸家が多いようである。

- 症状への慣れのプロセスというのは「痛み」を伴うものであり，一種の自己抑制ともいえる。その抑制を抑制するため，慣れ現象を遅延させるのかもしれない。悲嘆反応に安易にベンゾジアゼピンを処方しないという理屈と似ているかもしれない。

⚘ オニマツさんへ

カルテ4：マルヤマ カズヨさん（81歳女性）P28

- オニマツさんは処方せんが好きですから，処方の内容にかなり絡んでいらっしゃいますね。でも「めまい」と患者さんが言ったからといってそのまま受け取るなという憤りは，非常にもっともです。

- このオニマツさんが見つけたカルテの症例では，「BPPV再発」とするロジックがきわめて危ういと考えます。BPPVの既往があるからといって，CT正常という情報だけをもって「何か」を否定し，BPPVと診断するその理路はとても臨床医のものとは思えません。かえすがえすオニマツさんのお怒りももっともですね。

- これは，患者の「めまい」という発言を鵜呑みにしてはいけないケースです。高齢でもありますし，まずは回転性めまいと決めつけずに，具合が悪くなって受診した経緯について詳細に病歴を聞くべきです。

- 急に具合が悪くなったのならば，仮に局在徴候がないとしても，菌血症や腎盂腎炎など十分ありえます。

- 超高齢者や意思疎通が困難な患者などは，「めまい」といっても肺炎であることすらありえます。本来の症状が顕在化せず，「めまい」という漠然とした表現になることはよくあります。

- 今や症状をそのまま額面通り受け取らないというのは，臨床医の基本お作法だと思います。

カルテ5：アイダ ヒトシさん（75歳男性）P32

- おやおや，オニマツさんはまた処方せんにキレてますね。しかもすでに"鬼phone📱"で文献検索までしてくれています。

- それはともかくオニマツさんの執念と嗅覚はすごいですね。オニマツさんが見つけてきた患者さんのお薬手帳は驚愕でした。本当に冗談抜きですべての薬剤がめまい感の原因になるものです。

- せっかくなのでここでもう一度再掲しましょう。

お薬手帳	
Rp1.　アムロジピン（5）1錠 　ラシックス（20）1錠 　ジゴキシン（0.25）1錠 　ハルナール（0.2）1錠	分1 朝食後
Rp2.　ディレグラ3錠	分2（朝2夕1）食前
Rp3.　リリカ（25）4錠 　シロスタゾール（100）2錠	分2 朝・夕食後
Rp4.　サインバルタ（20）1カプセル	分1 朝食後
Rp5.　ピレスパ（200）3錠	分3 毎食後
Rp6.　マイスリー（5）1錠	分1 就寝前

- まずこの処方せんから読み取ると，おそらくですが，原疾患に特発性間質性肺炎／肺線維症がありそうです。ピルフェニドン（ピレスパ®）の処方があります。

- 慢性肺疾患を持っていて，そしてある程度の高齢の人であれば，心房細動を持っていることはコモンです。おそらくこの方もそうでしょう。心不全の既往もあるのかもしれません。

- であれば，本来抗凝固薬が望ましいと思えますが，諸般の事情でシロスタゾールとしているのでしょう。

- あとは脊柱管狭窄症があることが予想されます。プレガバリン（リリカ®）やデュロキセチン（サインバルタ®）を服用されています。

- また男性ですので前立腺肥大もコモンです。そして抗アレルギー薬や睡眠導入剤……とこうして薬剤というのはどんどん増えていくんですね！

- 実は本来「薬剤性のめまい」というのをしっかりレビューしようと思っていたのですが，とりあえずこの *カルテ5* の処方せんを頭に叩き込んでおいてもいいでしょう。それだけ代表的な処方たちばかりです。

- 一応，よくまとまっていると思われる表を示しておきますので参考にしてください（表1）。

表1　めまいやふらつきを呈する薬剤

機序	薬剤の種類
鎮静作用	眠剤，ベンゾジアゼピン系薬剤，三環系抗うつ薬，抗精神病薬
前庭機能抑制	抗ヒスタミン薬，ベンゾジアゼピン系薬剤，抗コリン薬
耳毒性	ミノサイクリン，アミノグリコシド，抗リウマチ薬
小脳毒性	抗てんかん薬，ベンゾジアゼピン系薬剤，リチウム，メトロニダゾール，ブロムワレリル尿素（ナロンエース®，ウット®）
起立性低血圧	利尿薬，血管拡張薬（硝酸薬やα阻害薬など），降圧薬，ジギタリス，SGLT-2阻害薬，三環系抗うつ薬，コリンエステラーゼ阻害薬（ジスチグミン，ベタネコール），抗パーキンソン薬，抗凝固薬・抗血小板薬（出血による）
低血糖	血糖降下薬，β阻害薬
その他	シロスタゾール

（上田剛士ほか：本当に効くの?! めまいの薬. 統合診療 27：1374，2017 より）

カルテ6：タマキ キミコさん（62歳女性）P36

- おやおや，オニマツさんがまだまだ荒れています。

- というか本当はオニマツさん，処方せんのことについて絡みたいんでしょうに。ところがこのカルテの症例があまりにも診立て・診断のほうが危う過ぎてそれでイラつきが増していますね。無理もありません。

- まず高血圧・糖尿病があるという点で警戒したい症例です。そして実際，血圧は低くはなく，むしろ高めです。

- 一般に，病歴，身体所見ともに末梢性めまいパターン（急性前庭症候群）をとったとしても，たとえば内耳梗塞を合併する前下小脳動脈（anterior inferior cerebellar artery，AICA）の梗塞の可能性が否定できません。

- しかも MRI さえ撮れば解決するわけでもないのです。そもそも中枢性急性前庭症候群のうち14%は10mm以下の小梗塞だったという集計（PMID：24920847）があり，この大きさでは発症早期だと半数は見逃しが起こります。

- 主な梗塞部位は延髄外側であり，CTではまず見逃す部位でもあります。めまい診療においては，脳画像検査が「とっておきの検査」にならないということを認識すべきです。

- むしろ，突き詰めると病歴，身体所見のほうが重要であり，無理に脳画像陰性を有力な情報とせず「中枢性」の可能性をふわっと曖昧なままにしておくほうが健全だと考えておくとよいかと思います。

- あとはもうオニマツさんが大切なことを全部述べてくれていますね。

まとめ

- 「めまい／ふらつき」にまつわる診療が，ちょっと難しいものだということが理解できたであろうか。これは，熟練した臨床医でも慎重になる症候であり，「わかった気にならない」ことが正しい態度であると読み取れたら合格である。

- 「回転性めまい」自体に対する有効な薬剤・処方はないということも理解いただけたであろうか。極論であるが「めまい」という言葉がこの世からなくなったほうがいいのではとすら思ってしまう。

- 回転性とわかった場合は，わずかな中枢性を捨てきれないという態度を持ち続ける。
- 非回転性（＝回転性の確証がとれない）の場合は，「めまい」という言葉を捨て総合的にアプローチする。
- さらには，薬剤性に「めまい」やふらつきが起きている可能性を常に念頭に置くべきである。

2日目の「めまい／ふらつき」，長くなりました。今日はここまでにしておきましょう。
オニマツさんは，今日もまた処方せんを勝手にみて，キレ散らかしておられましたね。

まぁ，あの処方せんはないなと私も思いました。

……さあ明日はオニマツさんはどんなことでキレ倒していかれるんでしょうか？
キレ過ぎると体に悪そうですし，少しは優しい気持ちになっていただけるといいんですが……。
あっ，鬼に優しい気持ちなんてあるんでしたっけ？

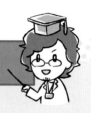

コラム

とんぷく話❶

「頓用」という処方がありますね。「不安時頓用 10 回分 4 時間あけて 1 日 3 回まで」みたいなやつです。この処方せんについて考えてみましょう。こういう処方せんをみてしまうと，突っ込まざるを得ません。まず「不安時」って何やねんって話ですし「頓用で大丈夫か」って話もあります。

頓用とは，症状に応じて服用することをいいます。ただし現実にはこの「応じて」が鬼門になります。いきなり結論的なことをいうと，患者さんはこの「応じて」がわからないから医療機関に来ているのであって，わかれば OTC でいいだろうというわけです。

患者さんは，そりゃもう驚くくらい頓用が下手です。上手にできません。できる人は普通の人です。つまり OTC で大丈夫です。「不安時に」なんて言われても，そもそも不安って何？という感じで，たとえば「私，不安じゃなくてこの胸のドキドキと痛みでかかったのに」と思うようになり，頓用ができないです。自分の状態を認識できていないからだと思います。

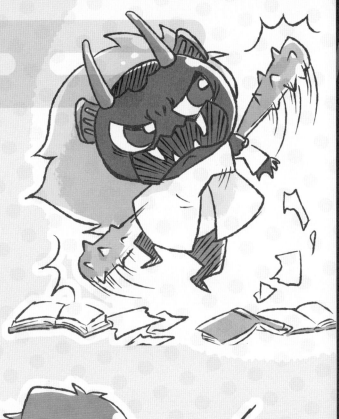

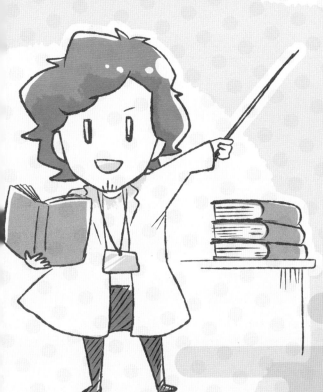

咳の処方せんをぶった斬り

～どこがスマートやねん！～

処方せん

患者	サイトウ　ヨシオ		
	41歳	男・女	初　診
	主 訴：咳, 痰		

病歴	既往なし。 発熱と咳のため, 先週M病院の発熱外来にかかった。 コロナPCR陰性。CTも正常だった。 まだ咳が続くので来院。痰も出る。咽頭痛あり。鼻汁も少し。 「コロナはもうどうでもいいから咳を止めてほしい」

O）胸部聴診：肺音は清。咽頭発赤は軽度, 一般状態は良好

A/P）かぜ, 気管支炎

抗生剤処方, 対症療法も。

処方	Rp. 1）クラリス（200）2錠分2 　　　　　　　　　　　　　　　　　　　　　　　　5日分 2）メジコン（15）1回1錠 　　　　　　　　　　　　　　　　咳のとき頓用3回分

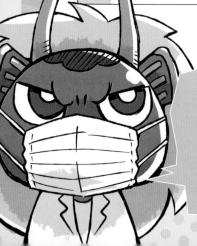

だめな処方せん い～ね～が～!!

フラフラは治ったけどかぜひいちゃった。
……はっ! おうおうおう!
今日は"咳っぽいかぜ"だ!
気道症状主体のかぜの処方せんいねが～!!
コモンだからたくさんあるだろ……

おー早速！ うはっ!!!

これはいきなり味わい深い処方せんだ…いいぞいいぞ。**深い。**

まず！
「**咳のとき頓用**」ッてなんやねん。**頓用も何も**

患者が咳してるって言ってるじゃねえか‼

これはウケるな。
「**咳，出てる? 出てないでしょ? ね? 出てないんでしょ?**」
みたいな気持ちなんかな。

それとそれとそれと。**1回1錠** て。見逃しませんよ，あたいは。

成人でメジコン 1回1錠って多分何も効かないぞ。

1回1錠。
味わい深ぇ〜。くー‼ しかも **これ頓用** だからな。
えっ? ええー?? しかも 3回分?
なんだそれ。なんだなんだ 3回分って。

あーもしや！
1日3回が普通だと思っていてそれで「**1日分くらいだぞ♥**」みたいな
つもりなのかな… **ってバカ乗らせんな！**

しかも普通，薬のシートって 2 列だからな。
奇数かぁ……シート切るのかあ……。

しかしこんなんじゃ咳おさまんねえぜ…… あ！！わかった！！！

この医者，
「咳は止めないほうがいい。咳は，気道から異物を出そうとする防御反応。
　咳には，気道にたまった痰を外に出す役割もある。
　咳を止めるとかえって……」

派だ〜〜〜〜！

いるよね〜。あーでも薬剤師にもいるかも。

あのさ，そうなんだけどさ，**咳ってつらいんだよね。**

わかる？ つらいのよ。

咳を止めないほうがいいっていうのはまあアリだとしても，
じゃあ処方すんなよな……。
全く効かない処方を出すってそれってどうなの？
それってシャムズなのかな？

よし，じゃあこのメジコンは全く効かないとして。

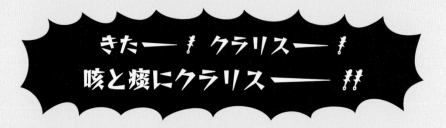

これを Rp（レシピ）の 1）に持ってくるあたりが手馴れてるな。
が！ いいからもうやめておけ。**このド素人がっ！！**

クラリスは！ 抗菌薬！！
ばい菌を，殺すだけなの。

痰や咳は，止まらないです！！

しかも，そんなに多くはないけど **副作用に嘔気とか下痢とか** あるぞ？
他剤との相互作用も結構あるぞ？大丈夫か？

あ！わかった！！　いま気づいた！！
たぶんこの医者，

痰が出てる　➡　細菌の関与

って思ってるな！！

痰が汚いのはばい菌がいるからだ。
……なかなか良い理論だ。

いいか？　コモンなめんな。

どうせこの患者は **少しお腹がゆるくなって再診** だ。
しかも全然咳治ってないって言って。
咳してる人が何度も医療機関にかかる構図をちょっとは想像しろ！！
「メジコン3つぶ♥」とか謎処方やめろ！！

クラリスを去痰剤にするな！！
もしマイコプラズマと思うんなら，その検査・診断を試みろ！！
痰を検鏡しろ！

コモン，なめてるだろ。

コモンのほうが深くて，差が出んだよ。

カルテ **8**

処方せん

患者	ウエダ　ナルミ		
	24歳	男・**女**	再　診
	主 訴：2カ月近く続く咳　　既往：アトピー性皮膚炎		

病歴	先々月の終わり，発熱や咽頭痛のため M 病院の発熱外来にかかった。コロナ PCR 陰性。CT 正常。咳が続くので，3週後にも当院にかかっていた。そこでクラリス，カフコデ N，シムビコートを処方されるも軽快せず来院。 「ていうか夜職です」→ 職業：キャバクラ 「薬でめっちゃ動悸した。同じのはヤダ」 「コロナはもうどうでもいいから咳を止めてほしい」

S）客のタバコで悪化する，咳は夜や朝にひどく，お酒も飲めない。
　　痰はあまり出ない，咽頭痛なし，鼻閉あり

O）胸部聴診：肺音は清，wheeze なし，一般状態は良好

A/P）咳喘息
咳喘息の治療をする。念のため抗生剤処方。

処方	Rp.
	1）フロモックス（100）3 錠分 3 毎食後
	ムコスタ（100）3 錠分 3 毎食後　　　　　　　　　　5 日分
	2）メジコン（15）6 錠分 3 毎食後　　　　　　　　　　　5 日分
	3）オノン（112.5）4 カプセル分 2 朝・夕食後　　　　　　5 日分
	4）テオロング（200）2 錠分 2 朝・夕食後　　　　　　　　5 日分
	5）ホクナリンテープ（2）1 日 1 枚　　　　　　　　　　　5 日分

コンコンコン!!

だめな処方せん い〜ね〜が〜!!

今日も咳の処方せんいねが〜！！
コモンだからいくらでもあるはずだ……

お～！！！あったあった **いいね！（o^-’）b**

……って「**いいね！**」じゃねえよ！！
えっと今日はちょっとネチっこくいこっと。

ん～この処方せんとカルテもいいねえ～いい。実にいい。
悪いことじゃねえが，この先生は真面目よのぉ。

まず「 **咳喘息** 」ってところな。
たぶんホテルとかでやる製薬会社主催の地域の勉強会で習ったんだろうな。

治らない咳は 咳喘息 を考えよ

ってまあ，そうなんだけどもっと考えようぜ。
あときっと「スマートなやり方」ってことで追加吸入のエビデンスをみせられたな。
薬剤自体は素晴らしいかもしれないが，目の前の患者にはフィットできず～！
って要はヘタクソやねん。

あのな。
長時間作用型β2 刺激薬（LABA）入りの **ステロイド吸入薬って高い**んよ。
そんなシュッパカシュッパカ吸ったらすぐなくなるんだよ。

患者の財布は大変，企業はホクホク。
どこがスマートやねん

まずな，この患者の **生活様式** ってのを考えろって。流行ってるだろこの言葉。

この患者の「**朝**」って何時だ？ この患者の「**昼**」って何時だ？
この患者の「**夕**」って何時だ？ この患者の「**寝る前**」って何時だ？

こういうのをあまりに考えなさ過ぎなんだって。**いつだってそうっ！！**

そもそも **「朝食後」** と **「昼食後」** の間って短くないか？ おかしいだろこれ。
医療業界考え直せや。入院患者の消灯 21 時って早すぎるくせに退院したら寝
るの普通に 24 時とかになるだろがい。

とにかく，朝食 7 時半，昼食 12 時，夕食 20 時半とかって普通にあるし，
朝起きるのが 10 時とかだと患者はもうそれは朝じゃないとみなして，
朝は飲まずに次夕方〜，ってことあるぞ。想像しろバカ。

「**職業：キャバクラ**」ってすごい書き方だけどそこはまあいいや。
患者の生活スタイルが特殊な場合は，
処方の内容，特に用法 なんかは **考えてあげたほうがいい** な。

たとえばオノンの朝晩 1 回 2 カプセルとか，**完遂するの難しいぞ。**
代わりにモンテルカストを「（この患者の）寝る前」って指定すればいいかも
な（**鬼に COI はねぇぞ，鬼だし**）。

あと今日は余裕あるから鬼細かいけどこういう生活スタイルの患者は，
いつもの「**分 3 ＝毎食後**」っていうの気をつけような。

「朝・夕・寝る前」くらいのほうが 8 時間おきくらい になって
現代人には適切と思える人が多い気がするぞ。そうじゃろ？
「朝起きたら・おやつの時・晩ご飯の後」が一番いいと思ってるけどなあ……。

あと！ 患者が「めっちゃ動悸した」っていうの
これたぶん……
シムビコートの LABA のせいですから！

気づけ。 何年臨床やってんだ。

駅近なのに売れないラーメン屋か。

それがわからないからテオロングとかホクナリンとか
おんなじような薬出すんだ。
お前，どんだけ患者の気管支を広げたいんや。
この患者は咳喘息だろ？ 病態はなんだ？

気道粘膜過敏が主体なんじゃないのか？

はぁ，はぁ，はぁ。
オタクしゃべりで息苦しくなったわ。

気管支広げる必要性なんて全くないだろ。
動悸製造マシーンかよ。

フロモックスなんて逆にもう何もムカつかんわ。

しかし なにも おこらなかった！

(byドラクエ)

むしろ **ムコスタ** がウケるわ。
なんで胃薬入れちゃった？
処方医が安定したいだけの安定剤を患者に処方すんな。

処方せん

患者	イノウエ　フミカ		
	38歳	男・⨀女	再診
	主訴：1カ月続く咳　　既往歴：なし		

病歴	1カ月前，発熱と強い咽頭痛のため M 病院の発熱外来を受診。コロナ PCR 陰性。CT 正常。 しかし咳が続き，声が出なくなり，夜も眠れないので，翌週当院に再診。そこでクラビット，メジコン，シングレアを1週分処方されるも軽快せず本日来院した。 咳は1日中で，今週になっても声は変。 「コロナはもうどうでもいいから咳を止めてほしい」 「朝や夜にひどいかって言われたら微妙。1日中だけどまあとりあえず夜は寝れない」 職業：SE　喫煙：なし

S）痰はあまり出ない，今は咽頭痛なし，鼻閉なし
O）診察中もずっと咳をしている，乾性咳嗽，深吸気・努力呼気は不可，聴診できる範囲で肺音は清，wheeze/ stridor なし，一般状態は良好にみえるが，やや疲労感あり
胸部単純レントゲン：正常範囲

A/P）感冒後咳嗽
早朝・夜間に強い乾性咳嗽。咳喘息の治療をしてみる。

処方	Rp. 1）シムビコートタービュヘイラー60吸入 　　　　　　　　　　　1回1吸入1日2回1本 2）ホクナリンテープ（2）1日1枚　　　　　7日分

ゴホッ
ゴホッ

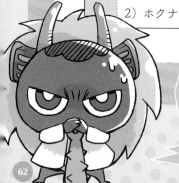

うぁ〜さっきはネチッこくやっちゃって疲れたわ〜。
なんかこう，おもれ〜処方せんね〜のが〜!?

フー今日も咳が出るぜ。
鬼PCR陰性だからコロナじゃないから大丈夫！！
っちゅうことで **咳の処方せんいねが〜！！**

お～!!!

あっっつった────!!!!

こりゃあ……いいわ。いい!
だって内服薬ないもん。

あと，このカルテもとりあえずコロナ否定されてて最高だ!!!
人間界はPCRで戦争が起きてるみたいだからな!!!
鬼界にも鬼PCRってのがあるけどな……。

ワハハハハ!

いいね! アセスメントは「感冒後咳嗽」
無難でイイカンジだ。嫌いじゃない。

ただ，この患者は この医者のレベル じゃちょっと手に負えなかったな!!
よし。じゃあ俺が教えてやろう。
わ──はっはっはっは!!

まずウケるのは，やっぱ この処方せんも気管支広げたがってる んだわ。
そんなにお前ら気管支広げたいか?
物理的に気管支広げただけで咳反射って治まるんか?

ちょっとそれ考えてみろよ，今。

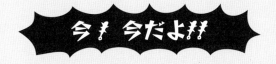

ハッ，すまんすまん。

そんな強く追い詰めちゃダメだったな。**教えてやるからな。**

まず **声も出なくなってるってのがポイント** だぜ〜。

つまりだ。**喉頭にキてんだよ。**
だから気管支を広げようとしたって **無理ゲー** じゃないかって話なのよ。
ただ気道粘膜の過敏はあるだろうから，ステロイド吸入なんかは効くかもかな。
知らんけど。 ただ声つぶれちゃってる時点でもう遅いかも。酒とかは断って，
水分しっかりとってたほうが喉頭粘膜は潤うかもな。
おっと，ちょっと早口なところオタクっぽく聞こえちゃった？

大体「夜間に咳出る」ってだけで，患者も「１日中」だって言ってんのに，
喘息に持ってくのすごいわ。

強引！ しかも ＬＡＢＡ入り の吸入。

どんだけお前らはスマートなんや。
もっと別のところでスマートになれや。

まあ今回はしかたねえ。この咳はどっちにしろすぐ治らんわ。
だからこそ，**こんなク〼処方せんで足踏みしてらんねえんだよ！！**

ハアハアハア，わかるか？？
時間が……ねぇんだよ！！！

患者だってとにかく咳を止めてほしいって言ってんだ！

本気出せ🏃
気管支広げたくらいで咳が止まるかバカ🏃🏃

だ，ダメだ……どうも今日はダメだ。ホクナリンのせい？ シャムズ？

こういう咳って喉頭への刺激があまりに強くってもうダメなんだよな。
こういうのこそ思い切って **リン酸コデイン** とかかな。

かぜの原因ってまあ「**ウイルス**」なんだけどな。
悪寒・発熱・倦怠感メイン，鼻炎・鼻周囲の症状メイン，咽頭炎メイン，喉頭炎メイン，下気道症状メイン，っていうように
どこの領域がメインにやられてるか意識する と，

薬が決めやすいん・だ・ぜ !!!!

あれ？これ，お，俺が説明するんでいいんだっけ？

違うわ。俺は処方せんのダメ出しするだけだったわ。
でもだって今回お薬ちょっとしかないんだもんさ～。

え？メジコンやシングレアはダメなのかって？
いいんじゃねえの？

ただその時点でもう声が嗄れてんだから喉頭型ってこのときにわかったら，
よかったんじゃねえのか？

俺に聞くなよ。

かぜ診療ってやっぱうまくいかねえな。
診察は初期ほど内科医なんかより耳鼻科医がしたほうが断然いいと思うけど，
耳鼻科医の処方は雑なんだよな。

早く両者がうまくやれよな !!!

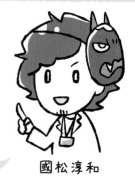

ふ〜，今日もまたオニマツさんが現れたようですね。そんなに怒り続けて大丈夫かしら。たまには休息されるといいんですけどね。

オニマツさん降臨 3 日目は「気道症状主体のかぜ」「長引く咳」のようですね。

オニマツさんは今日もよくある重要な症候を選んできました。さすがです。

それでは今回も参りましょう。

國松淳和

■ 日常な咳診療 : まずは全体から

咳診療全体でくくれば，もちろんコモンもニッチもあります。しかし「咳」はコモンです。本当にコモンです。これだけ母集団が重厚な「コモン」であれば，初学者は特にコモンから学んで経験を重ねたほうがいいでしょう。

ちなみになぜ咳がコモンかわかりますか？ それはかぜの諸症状の 1 つだからです。かぜはコモンですからね。かぜじゃない咳もコモンですから，いかに咳がコモンかわかるでしょう。というわけで咳のざっくりとした解説はけっこう難しいんですが，なんとか頑張ってみますね。

でははじめていきましょう。

まずは俯瞰

- 溶連菌性咽頭炎，細菌性肺炎，ウイルスかぜの 3 つの鑑別を考えることからはじめる。咳のことをすぐ考えたいところではあるが，まずここから考えると理解が進む。

- そうすれば，どんな初学者でもこの 3 つを区別できるようになるから少しお付き合いいただきたい。

- 図 1 を示す。まずこの図は医学的には間違っている。"中気道" という言葉はなく，あくまで理解のためのものである（上中下でわかりやすいかなと）。ここでは "中気道" は喉頭領域と考えておく。

- 上気道には，鼻腔・副鼻腔・咽頭を含むと考える。もし可能なら，鼻腔と咽頭を分けて考えられると後から有利である。

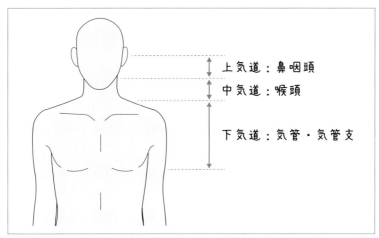

図1　どの部位が侵されるとどんな症状がでるか？

- 上気道由来の症状は，鼻汁，鼻閉，扁桃腫脹，咽頭痛などを含む。

- 下気道由来の症状は，咳や喀痰などを含む。

- "中気道"は，上気道と下気道の移行部であり，両方の性質を持つと考える。"中気道"由来の症状として，咽頭痛と咳があると考えておく。

- これだけでほぼ準備は完了である。

- 溶連菌性咽頭炎，細菌性肺炎，ウイルスかぜは，この上気道・中気道・下気道のどの領域をメインにやられるかを考えれば鑑別できる。

1. 溶連菌性咽頭炎

- 溶連菌性咽頭炎は，咽頭（図1の上気道に属する）にのみ病巣をつくる感染症である。

- よって，発熱以外では，上気道由来の症状しか起こらない。それは主観的には強い咽頭痛のみである。客観所見も扁桃腫大と白色滲出物の形成くらいである。

- 溶連菌性咽頭炎では，上気道のみに病巣をつくっているので，中・下気道症状である咳や痰は出ない。また上気道の中でも「咽頭のみ」であるので，鼻炎症状すら起きない。

2. 細菌性肺炎

- 次に細菌性肺炎を考える。細菌性肺炎は、肺（**図1**の下気道に属する）に病巣をつくる感染症である。

- よって、発熱以外は下気道由来の症状しか起こらない。それは主観的には喀痰、咳のみである。客観所見は、レントゲン上の浸潤影や胸部聴診上の coarse crackle などである。

- 細菌性肺炎では、上・中気道症状である鼻汁、咽頭痛などはない。

3. ウイルスかぜ

- ウイルスかぜは、ウイルス感染症であるから、全身の反応が起きた結果生じるのだとざっくり考えておく。

- ウイルスかぜの初期症状であるあの独特の悪寒、倦怠感、嘔気、関節痛、筋痛などは viremia（ウイルス血症）の症状である。種々の炎症性サイトカイン（インターロイキンやインターフェロン）に由来するものである。

- ウイルスかぜでみられる咽頭痛は、別にのど（咽頭）にウイルスが付いて局所で増殖して病巣をつくっているわけではない（ウイルス感染で局所感染は成立しえない）。

- ウイルス感染に由来する全身の反応のうち、やや上気道に傾斜して症状が起きているものを「ウイルスかぜ」といっているだけである。咽頭のリンパ節が腫脹して生じる痛みが咽頭痛である。そこにウイルスは巣くっていない。

- ウイルスかぜは、鼻から気管支にわたって（**図1**の上・中・下気道すべてにまたがって）反応症状を生じうると考える。よって、発熱、悪寒、倦怠感、嘔気などに加えて、上・中・下気道由来の症状がすべて起こると考える。

- つまり「鼻汁も咽頭痛も咳も痰も出る」という患者では、上・中・下気道が同時に炎症を起こしているということになり、マイコプラズマを除けばこれはウイルスかぜくらいしかない。鼻汁も咽頭痛も咳も痰も出る熱性疾患は、ほぼウイルスかぜである。

- ウイルス種や、宿主の免疫反応の仕方によっては、上気道主体、中気道主体、下気道主体のように症状の傾斜は生じうる。いつもいつも三者が均等になるわけではない。

4．その他

- 細菌性気管支炎は，細菌性肺炎のスペクトラムで考える。細菌性肺炎で述べた理路で考えればよい。肺と気管支を置き換える。

- つまり細菌性気管支炎は，気管支（図 1 の下気道に属する）にのみ病巣をつくる感染症であると考える。よって症状は，発熱以外は咳と痰である。

- 副鼻腔炎は，周辺にさまざまな病態があるものの，ひとまずは副鼻腔（図 1 の上気道に属する）にのみ細菌性の病巣をつくる感染症だと考える。よって症状は，発熱以外は鼻汁・鼻閉あるいは局所痛となる。

- 一方，"中気道"メインの感染症は，ウイルスかぜのスペクトラムで考える。「喉頭型のかぜ」と呼称しておけばよいだろう。

- すでに述べたウイルス，マイコプラズマのほか，理論上は「結核」も図 1 の 3 領域をまたがって侵す感染症と考えられる。

- 細菌は「局所・限定的・1 領域のみ」，ウイルス／マイコプラズマ／結核は「全身・複数領域またがってオッケー」ととらえておくとよい。例外は「百日咳」である。細菌であるが後者の性質をもつと考えてもいいのかもしれない。

そして「咳」の診療へ：気道粘膜の過敏という病態をとらえる

- 次に大事なのは，気道粘膜の過敏が主体なのかどうか，そしてその原因は何かである。こういうと急に壮大で難解に感じるが，意外と単純である。

- まず，ほとんどの病態に気道粘膜過敏が起きている。そうでないものは，診断が難しいものが多い。たとえば，薬剤性，心因性，胃酸逆流などである。

- 気道粘膜過敏の病因には感染性と非感染性があり，前者はウイルスや細菌，後者はざっくりとアレルギーと考えておく。

- 感染後に，物理的あるいは内因・素因のために気道粘膜の過敏性が亢進すれば，全体の病像はいわゆる咳喘息的になる。

- 感染していなくても，なんらかの理由で気道粘膜アレルギー発症の閾値が下がったり，量的・質的にアレルゲンの感作が増したりすれば，やはり病像は咳喘息的になる。

- 「気管支喘息」という疾患名は，固有名詞的に扱うことが重要である。気管支喘息は，慢性の気道炎症と気道過敏性を基本病態とし，発作性に起こる気

道狭窄によって喘鳴や呼気延長，呼吸困難を繰り返す疾患である。

- 診断上は，気管支狭窄に由来する気流制限が治療によって可逆性を持つことの証明が重要で，発症素因の有無は詳細な病歴聴取によって行う。

- この「気流制限」の評価は肺機能検査で行うが，胸部聴診や問診が参考になることが多い。また，実際には気流制限の程度はさまざまなので混乱しやすいであろうが，相対的に限りなく気管支喘息であるけれども有意な気流制限が証明しきれない（か，ごくわずかな気流制限しかない）場合を咳喘息としておくととらえやすい。

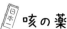 ## 咳の薬物治療

- 「治療」という観点で言えば，**咳喘息病態までにとどまって定常状態になっていれば原因／トリガーが何であれ治療は気管支喘息に準ずる。**このとき，気管支拡張を誘導する薬剤が相対的に不要であることがわかるだろう。

- 気道粘膜過敏（非感染性）をとらえる上で，病歴で重要なものを**表1**に示す。

- 本来気管支喘息に用いる吸入ステロイドやロイコトリエン受容体拮抗薬，本来花粉アレルギー／アレルギー性鼻炎などに用いる抗ヒスタミン薬などが治療の主役になる。

- これらは，単独・併用いずれもありうるが，効果の判定はどんなに短くても2週間は治療をしっかり行って評価したい。

- 気道粘膜過敏では，中枢性の鎮咳薬は，特効薬に足りえないが奏効しないこともないと考える。本当に軽減したければ，リスクも理解してもらった上で，十分量の鎮咳薬を使用すべきである。

- 抗菌薬は，まさに下気道を細菌が巣くわんとしている蓋然性があれば用いる。そしてそれが特効薬になる。

表1　気道粘膜過敏（非感染性）をとらえるための基本的な病歴

✓ 既往歴：気管支喘息，アトピー性皮膚炎，花粉アレルギー， 　　　　　　アナフィラキシー，薬疹
✓ 深夜・早朝の症状増悪
✓ 環境要因：花粉症の時期，転居，清掃状態，湿度，気温や気候の変動， 　　　　　　喫煙（受動含む），職場や学校の変更

- 下気道への細菌感染が今起こっているかの証明は，喀痰をグラム染色し検鏡することに勝るものはない。グラム染色像というのは，気道内で起こっていることの「実況生中継」であり，動画のようにみるとよい。

- 「胃酸逆流」は個人的にはゆっくり後回しにしたい。その理由は，なにより病態の証明がしにくいためである。プロトンポンプ阻害薬のような制酸薬のトライアルを推奨する慣習が流通しているが，実際には，胃酸関連であっても奏効しないこともある。

- 効いていても効いていなくても，その判断は患者や医師の主観に委ねられ，仮に上部消化管内視鏡を実施し逆流性食道炎があったとしても咳に関与するかはわからないし，逆流性食道炎の所見がなくても胃酸が咳発症に関与していることもあるだろう。

- 日常診療で「咳の原因は胃酸逆流だった」と結論づけるのは，少々ためらうくらいがちょうどよい。

- 同じように，「心因性」と結論づけるのも後回しにすべきである。従前「心因性」と思われていたものの一部が，プレガバリン（リリカ®）を使用して奏効することに気づいていた諸家がいる。これは，現在では「咳受容体感受性亢進状態➡咳過敏症症候群（cough hypersensitivity syndrome, CHS)」として理解されつつある。

- 気道表層の神経であるＣ線維の活性化によってＡδ線維受容体が刺激され，これが咳受容体の感受性亢進に関与しているとされるが，問題点はいくつかある。

- 本当にこの機序でいいのか，日常診療で使える評価方法（検査）はあるか，治療はプレガバリンでよいのか，などの問題である。

- よくわからない咳を「心因性」とゴミ箱診断することは禁物だが，よくわからない咳にとにかくプレガバリンを処方してしまうのもまた避けておいたほうがよい。

📋 いつでも大事なこと

1. 身体診察をしているか？

- 呼吸音の聴診で，気管支狭窄音（wheeze）を聴取することは，慢性あるいは反復性の咳嗽の病態推定においては大きな手掛かりとなる。

- ただし，診察時点において，ごく細い気管支においてのみ狭窄が残っているとか，わずかにしか狭窄していないなどの理由により，かなり強い呼気努力をしてもらわないと，微かな気流制限を示唆する掠れたごく短時間の高い音を聴取できない。

- 具体的には，十分な吸気（最大の深吸気）が必要で，そのためには十分な呼気が必要である。

- まず息を吐かせる。息ができないくらい（比喩）までお腹を使って息を吐かせ続けさせると，いつか必ず人間は強い吸気相に転換する。

- その吸気の勢いを利用したいので，吸気が始まったら最大吸気で一度呼吸を止めさせるよう指示する。そこで「一気に勢いよくふ ──── っと吐いてください」とあおりながら，ジェットコースターが降りるように強く呼出させる。途中で呼気をやめさせないよう，お腹を使って「吐いて吐いて」と呼気努力を限界までやらせる。

- ここまでして呼吸を努力的にやらせながら聴診をして，その上で呼気の終末にのみわずかに高く短く響く wheeze を聴き取れることがある。厳密に wheeze というより，普通の呼気音よりもピッチがわずかに高いという程度のこともある。

- またここでは詳述を避けるが，咳／気道過敏の病態に習熟したいなら，心不全に関する臨床所見や身体診察にも習熟しておいたほうがよい。重要な鑑別診断に心不全がある。

2. 鑑別診断の重要性の観点から

- ここでは，たとえばさまざまな吸入ステロイド薬をとっかえひっかえされているお薬手帳を目撃したときのことを考える。処方医は "難治性の喘息" とでもいいたいのだろうか。

- 個人的にはもうそれだけで，いったんその診断を見直して精査し直すきっかけにしてよいと考えている。

- 第一「本当の難治性喘息」を取り扱っていいのは呼吸器専門医である。通常の "難治性の喘息" は何かの間違いを孕んでいると思っていたほうがよい。

- ただ実際にすべきことは難しいことではない。血液検査をしてみる，肺画像を撮ってみる，撮っていても撮り直してみる，喀痰分析（抗酸菌，細胞診，

好酸球数など）をしてみる，マイコプラズマや百日咳などを検討してみる，肺機能検査をしてみる，といった侵襲性のないシンプルなことである。

- 根拠のある見立てと，それに応じた合理的判断に基づく処方内容の決定。この一角でも崩れそうならば，少し自分の行為を考え直したほうがよい。処方意図を他人によどみなく説明できるか，を基準にするとよい。これをいつも平然と自問できるかがポイントである。

- 夜間に増悪する咳は心不全かもしれない。ちなみにβ刺激薬は心不全を悪化させても改善はさせないだろう。

- 肺野が正常でも，痰が出て衰弱がみられるなら咽頭・喉頭・気管支結核かもしれない。

- 治療抵抗性の気道症状全般が，好酸球の関与からくるものかもしれない。

- 好酸球性多発血管炎性肉芽腫症や，巨細胞性動脈炎，再発性多発軟骨炎などの全身疾患かもしれない。

- 結核かもしれない。

- 心不全かもしれない。

- 自分の知らないACE阻害薬を患者が服用しているかもしれない（ジェネリックなどにより，自分の馴染みのない薬剤名になっているかもしれない）。

3. 治らないとき：診断以外の観点から

薬の量が足りていない

- 鎮咳薬は，たとえば成人であれば，本気で止めに行くならデキストロメトルファン（メジコン®）8錠分4などとし，頓用などの謎処方は避ける。

- ステロイド吸入も，強い気道過敏に対して「安定維持期」の少ない吸入量が設定されていることがあるが，むしろ逆に最大量からはじめてステップダウンしたほうがよい。

- $\beta 2$刺激薬による無用な副作用を避けるために，$\beta 2$刺激薬入りの合剤の使用は避けておきたい。

薬の用法やアドヒアランスの問題

- すべては患者のライフスタイルの聞き込み次第である。

- 起床時刻，朝食を食べるかどうか，昼食の時刻，1日の最後の食事は「夕」なのか「晩」なのか，寝る時刻，「寝る」とは夜なのか朝なのか（夜勤かどうか），などは聞いておいたほうがいい。これを踏まえていないと，会話が成り立っていないことがある。

- たとえば1日1～2食しか食べない人ではどのように指導したらよいだろうか。食事と食事の間隔，「夕食後」と「寝る前」の間隔などが極端に長くないか・短くないかなど，かなり踏み込んで聞かないとよい処方せんにはならない。服薬指導自体が患者と噛み合わないことになる。

- もし服薬を忘れた場合にどうするのかも打ち合わせないといけない。「忘れた」ことを咎める構図になってしまうと，結果的に指導がきつすぎてしまい，患者を追い詰めることになる。

- むしろ飲み忘れる・吸入し忘れることを前提に，"緩み"や"遊び"を持った指導が望ましい。「朝忘れたら夜でもいいから！」「夕食後でなくても寝る前でいいから！」「昼食後の服用を忘れたら，時間ずらしていいから起きている間に2回飲みましょう！」というように元気に声をかける。

- 残薬に対して「なんでそんなに余ってるんですか？」などと聞かない。驚かない。「どれくらい余ってますか？」のように余っている前提で平然と聞くとよい。

- 「吸入ができていない」は本当によくある。医療者（医師，看護師，薬剤師）が吸入を実演するのが一番である。あるいは患者に吸入器を持ってこさせ，医療者の前で行わせる。吸入治療の重要性が伝わる。

- 吸入の「1回2吸入」ができていないことが多い。吸入について確認したり実践させたりすると「え？　もう1回やるんですか？」と普通に言われることも多い。この患者はずっと「1回1吸入」としていたわけである。

- 眠前の吸入を忘れて，翌朝やればいいのに翌日の眠前まで持ち越し，そこでまた忘れてしまい……がループしてしまう患者もいる。この場合，トータルで吸入完遂率が減って管理が悪くなる。

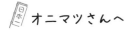 **オニマツさんへ**

カルテク：サイトウ ヨシオさん（41歳男性）P54

- オニマツさんは処方せんが好きです。処方の内容にかなり絡みますから今回も鎮咳薬の用法・用量にかなり文句を言っています。でもまあある程度その通りですね。

- 解熱剤などでもそうですが，本来の反応，つまり咳という気道の浄化作用としての「咳」に対して鎮咳は不合理であるとの考えで，鎮咳薬の処方をあえてしない人がいます。もっともといえば，もっともです。

- しかしそういう医療者は，咳をしたことないんですかね。咳はけっこうつらいものです。

- 鎮咳薬をしっかり使うことで起りうる副作用は，嘔気や便秘が有名です。デメリットをよく知ってから処方すれば，あまり怖い処方ではありません。

- 安易に抗菌薬を出すのは禁物ですが，この症例であえて鑑別を挙げれば確かにマイコプラズマ呼吸器感染症は否定できません。

- マイコプラズマは肺炎だけではなく，肺炎のない下気道炎（要は気管支炎）だけのこともあるし，咽頭炎などを呈することもあります。

- 軽症例であれば自然軽快も望めるという考えもありますが，一方で肺外症候（溶血性貧血，肝炎，精神・神経症状，横紋筋融解など）もありえます。

- コモンな疾患をきちんと習熟しておくことが大事です。

カルテ8：ウエダ ナルミさん（24歳女性）P58

- オニマツさんは……これまた相当ねちっこく処方せんに絡んでいますね。オニマツさんもはや慣れているのか，第3世代経口セフェム（フロモックス®）にはあまり絡んでいませんね，達観しておられます。

- 気管支喘息の確証が取れていないのに，テオフィリン製剤や貼付型のβ2刺激薬を処方していることにキレていますね。まあもっともです。

- あと"スマート，スマート"とやけにキレてますが，大丈夫でしょうか。これはもしや「SMART療法」のことでしょうか。はは～，理解しました。

- SMART療法の「S」はSymbicort（シムビコート®）の「S」ですね。こ

の治療法は非常にキャンペーンに成功したケースだと思います。「シャムズ／CIAMS」のように何かに名前をつけることは多くの人を動かすときに重要です。

- SMART 療法というのは，要するにブデソニド／ホルモテロールフマル酸（シムビコート®）を使った AMD（Adjustable Maintenance Dosing：用量調節投与）療法のことです。これは高いレベルの患者教育が前提になる用法だと私は思っていて，基本が習得できた患者に取り入れるべき治療法です。

- 単に吸入回数・吸入量を患者本位に増やすと指示をしただけで解決するほど甘くはありません。たとえば，患者の自由が利くことから，本来必要な吸入回数や量を患者自身で減らして吸入することもありえるわけです。

- 丁寧な服薬・吸入指導が大事だと思うからこそ，オニマツさんは怒っているんですね。用法に関し，生活スタイルにもっと踏み込めと憤っているところもさすがです。

カルテ9：イノウエ フミカさん（38歳女性）P62

- おやおや，オニマツさんがまだまだ荒れています。

- でもまたしても気管支拡張……しょうがないですね。これは明らかにオニマツさんの言う通りで，気管支喘息だとする証拠もなしに$\beta2$刺激を誘導する薬剤やテオフィリン製剤を入れてはダメですよね。

- さぁこの日のオニマツさん，最後のほうに「喉頭型」って言っていますね。私は見逃しませんよ。

- 図1（P67）に戻りましょう。ここで話題にしているのは図1でいう"中気道"です。こんな医学用語はないわけですが，ウイルスかぜにはこの"中気道"つまり喉頭領域が主な炎症の主座になる病型があります。

- 耳鼻科医なら喉頭ファイバーでそれがすぐに観察できるかもしれません。そうでないなら疑うポイントは「声が嗄れて声が出ない」という症状でしょう。

- 全体の病像がウイルスかぜで，現症含めて病歴で「声嗄れ」があれば喉頭型のかぜを疑うべきです。

- この病型は判断が難しく，すなわち咽頭痛があるので咽頭炎型メインのタイプと思いきや，実際の患者の悩みはひどい咳にあり，声がつぶれ，ちょっ

との刺激で咳嗽反射が出てしまうような，そしてひどくむせこむような咳のときに疑います。

- 痰がとめどなく出てしまい，それを喀出したくて出てしまう咳とは異なるということを感じ取ることが重要です。

- 下気道メインの，いわば咳喘息的な病態のように夜間・早朝と日中との格差がないこともポイントです。夜も容赦なく咳が誘発され相当しんどいですが，それが日中にも起きてしまいます。

- このタイプの場合の治療は，あくまで私見ですが「早期の抗炎症」と「粘膜管理」になると思います。

- 「抗炎症」は発症早期に診察することができたのなら，短期間でよいのでステロイド全身投与することになります。咽頭痛にはNSAID使用も辞さないです。デキサメタゾン（デカドロン®）0.5mg-1.0mg／日くらいを5-7日ほど，NSAIDはイブプロフェン（ブルフェン®）やロキソプロフェン（ロキソニン®）はいかがでしょうか。

- しかし声の症状（喉頭の炎症）がピークを迎え，それを超えてしまってからではもう遅く，中枢性の鎮咳薬やステロイド吸入などでごまかすほかないと思います。

- 重要なのは，喉頭粘膜に刺激がかからないような管理をすることであり，喫煙は当然御法度ですが，アルコールや辛いものも避け，睡眠時間を確保し，水分を十分とることが大切です。去痰薬や鎮咳薬も補助になるのではと思います。

- 喉頭の炎症の強い病因には百日咳はありえます。ただ慢性咳嗽的になってからではあまり抗菌薬の貢献度はありません。

- 百日咳では，カタル期といって「かぜそのもの」という時期でないと有効とはされませんが，いくら抗菌薬の意義のなくなった時期であっても，周囲の感染管理の観点，そしてなにより咳の原因がわかったという患者の安堵に繋がるため，百日咳かどうかの診断にこだわる姿勢を持つことは，臨床医にとって当然としたいですね。

まとめ

- 咳喘息といっても，気管支喘息と脳内で誤変換をしてはいけない。
- 「気管支狭窄は強くなく，気道粘膜がひたすら過敏」という状態であることは多く，この場合は無用なβ2刺激は害ばかりとなる。
- 丁寧な病歴聴取と身体診察，胸部レントゲン撮影の実施といった基本的な臨床事項から，感染症を警戒することはできるし，気道粘膜の過敏性について査定することもできるはずである。
- 気道粘膜過敏への処方は，吸入ステロイドとロイコトリエン受容体拮抗薬が主体となるはずで，これらの組み合わせによってほとんどの気道過敏の基礎にした遷延性咳嗽を軽減できる。
- 鎮咳を狙うなら十分な量の鎮咳薬を処方する。
- 薬物治療の成功率を高めるには，患者の生活スタイルに踏み込んで薬剤指導をすることが必要である。
- このあたりの基礎／コモンなことを数多く経験しじっくり押さえてから，応用／ニッチなことに手を出すということでも十分である。

3日目の「気道症状主体のかぜ」「長引く咳」も長くなりました。
今日はここまでにしておきましょう。
オニマツさんは，3日目になってもなお，勢いよくキレ散らかしておられましたね。

まぁ，あの処方せんはないなと私も思いました。

……さあ明日はオニマツさんはどんなことでキレ倒していかれるんでしょうか？

体調は大丈夫なんでしょうか。何だかオニマツさんが喜びそうな処方せんをつい期待してしまっている自分がいます……。

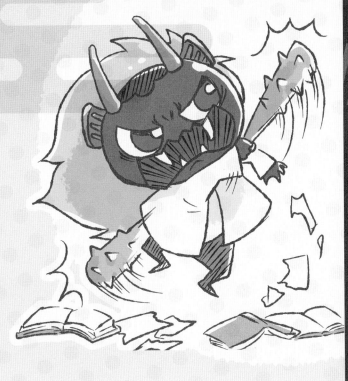

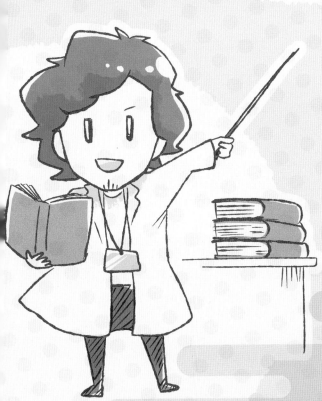

消化器症状の処方せんをぶったぎり

～腹痛、嘔吐・嘔気、下痢、便秘とか全部まとめて解決！～

カルテ10

処方せん

患者	トモダ ミュキ		
	37歳	男・⨂	初 診
	主 訴：下痢, 嘔吐, 発熱, 腹痛		

病歴

既往なし。娘が急性腸炎で学校を休んでいた。小学校でも流行している。
昨日夕食後から悪寒がしていて, 21時ごろ早めに就寝した。23時過ぎごろ急に強い嘔気がして, トイレに行って嘔吐頻回。体も熱く, ほどなく下痢もはじまった。
下痢は水様で寝床に戻ってもまた行きたくなる感じ。嘔吐は一晩かけて徐々に勢いは減ったが嘔気はあまりやまず, 明け方になってようやく少し寝ることができた。
ただ朝食は食べられず, 水分を取っても吐いたり, 全部水様下痢になってしまって, つらいので受診。いつも行くクリニックには「熱があるから診れない」と言われたらしい。「別にコロナは心配してません……注射とか点滴してほしい。ノロウイルスですか？」

腹痛は少し, 上気道症状なし。
O) つらそうにしている。血圧 120/68mmHg, 脈拍 104 回/分, 体温 38.1℃

A/P) 急性腸炎
水分はとれそうであり補液は不要。
ノロウイルスかもしれないが, 検査は不要。整腸剤処方。

| 処方 | Rp.
1）ミヤBM 3錠分3 　　　　　　　　　　　　5日分 |
|---|---|

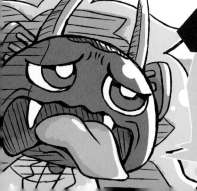

うゔわ！うゔわ！今日は気持ち悪いぃぃ……

嫌味じゃなくてほんとに気持ち悪い。
せっかく咳は止まったのによぉ！！！
今日は "消化器症状" とか, ねぇか～。
下痢とか嘔吐とかの処方せんいねが～！！
コモンはそこら中にあるだろよ！！

おー，いきなりあったぞい！

こりゃいい，こりゃいい（ゲラゲラ。
ふむふむ。よーしよしいいぞ。

うむ。**この医者のプロファイリングが完了したぞ！！**
今日はそっから行ってみようか！

「この医者はおそらく，大きな病院に勤める，普段は○○科の専門の先生
（おそらく後期研修医）で，外勤でどこかのクリニックに週1かヘルプで
勤務に来ているってことで間違いないね。ええ。」

もう最初に言ってしまうが，

こんなつらがってるのに 投薬が整腸剤（少なめ）だけってなんなんだよ !!!

大丈夫か，この医者……。
正しいだけが医療だと思ってるな？
お前がこの症状だったらこの少なめ整腸剤だけで我慢するのか？

別にそれでもいいけど。別にオレが正しいわけでもないし。
少なめご飯は大戸屋だけにしとけ。

しっかしなあ……患者の心配に何一つ応えず，
よくもまあこれで医者やってるなあと思うよね。

あ！わかった！！！
薬の副作用恐怖症ドクター だ！！

いるいる，そういう人。**自分の処方したお薬で絶対副作用出さないぞ** 的な。
リスクを負ってあげるという感覚ゼロ奴〜〜〜。

あっ，昔つらい過去でもあったんだろうな。わりぃ。
でも薬剤師でもお薬嫌いな人いるよな。

**これは急性腸炎の流行下に身内とのシックコンタクトのある人が，
突発する強い嘔吐で始まる水様下痢。これはノロだな。**

……あ，やべ。俺オニマツだった。

そうそう。
俺は鬼だからわがんねｇけど，**吐き気ってほんとつらい**んだよな。
ほんとつらい。ぐったりする。あれなんなんだろな。
人としての敗北感 なのかなぁ。
あの逆流する感じが。おっと食事中の諸君すまん。

これは確かにノロウイルスっぽいが，**ノロに限らず急性腸炎は多いよな。**
わりとすぐ治るっちゃ治るが，
まあ **つらいから医療機関に来る**ってのをわかってあげねｇえとな。

とにかくなんでもいいから **吐き気への対処** をしろ。

どうせすぐ治るんだから，
とりあえず副作用のことは考えるなって。
こんだけつらいんだから必要性高いわ。

下痢もな。確かに止痢薬みたいなんはさすがに出さないけど。
なんか **工夫して出しときたい** よな。

あと，あまりいい薬がないぶん，**生活指導** をしっかりしないとな。
しっかり説明することで，受容してるってことを行動で示すんだよ。
ベタベタ患者に触れなくていい。
ただ，お話はせえよ〜。

ちゃんと説明しないと「まだよくなりません」って
その日の午後とか翌日にまた受診しちゃうぞ？

やっぱお前らコモンなめてるだろ。

「安易に抗菌薬とか下痢止め出さない俺カッケー」

とか思ってんだろ，
どうせ。

こういうやつに限って，**キャンピロ** とか **ブドウ球菌** とか **エルシニア** とか，
他の下痢になる病態とか，そういう *微妙な違い* に気づけず一生が終わる
んだよ。

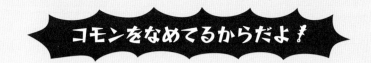

コモンをなめてるからだよ！

カルテ11

処方せん

患者	シバヤマ　ショウコ		
	33歳	男・⼥	初　診
	主 訴：嘔気		

病歴

少なくとも3カ月前くらいから毎日食欲がない。朝，出勤前の支度中とか嘔吐することがあった。朝食はほぼ食べられない。職場の配置が変わって，上司からきつく注意されることが多くなってつらい。
寝つきが悪い上に，明け方に動悸で目が覚めることもある。寝つきが悪いときはちょっとお酒を飲むようにしている。今月からは仕事に行けていない。
休むようになってから近くのM病院を受診した。胃カメラを行い，正常だと言われた。
「産業医には，"シャムズ"の可能性もあるって言われました。シャムズって何ですか？」
下痢はなし。胃痛はたまにだがあり，とてもつらい。

O）神経質そうにしている。バイタル正常，前医内視鏡時の採血も全部正常

A/P）嘔吐，食欲不振

水分は摂れている。胃痛は毎日ではなく制酸剤は要らなそう。
睡眠障害あり，心療内科受診も勧めた。有事再診。

処方

Rp.
1）プリンペラン（5）3錠分3食前　　　　　　　　　　3日分

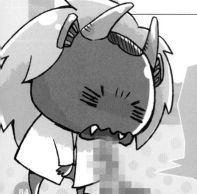

まーだ，気持ちワリぃぃぃ……

いやほんとに気持ち悪い。オエェェ。
すまんすまん。あっ！そうだ処方せんだ。
もっとくれー"消化器症状"の処方せん〜。
ダメな処方せんいねが〜！！

うっヒャ！ あるある。あるよな。

こりゃまたウケるな。

ゲラゲラ。ガハハハ。

しかしこの処方せんスゲエな。惚れ惚れするわ。

これで何になるの？ 解決すんの？（笑）

まあいいけど。

3カ月以上も前からの症状に，**3日間の処方**で解決するとでも思ってんの？

「**別に思ってない**」とか言いそうだな。

んあ？「**有事再診**」とか言ってるよな？ 何だお前。

言ってることと行動が合ってねえんだよ！

全く受け止めてねえんだよ，医者のくせに。

何が「**心療内科受診も勧めた**」だよ。ふざけんなよ。

ケッ！ このク素診療。

実際どうよ。そうは思わんか？

病態がどうだとか，診断がどうだとか，処方がどうだとか，

そういうことの前に，**お医者さんってこんな対応でいいのか？**

鬼に笑われるぞ？

ガーーッハッハッハッハ！

ってもう笑ってんだよ！！

こんなやつにク**処方せん以外，出せないと思うけどな？
とにかくじゃあまずは何なのか言ってみろよ，この状態を。

嘔吐症？
急性胃腸炎？
慢性胃炎？

まあ何でもいいけどさ。
どうしてこんな症状になるんだろうとか考えろよ。
やっぱコモンなめてるだろ。

まあ確かに睡眠障害もあるし，この患者さんはお疲れだよきっと。
でもそれで「神経質そう」って…………

当たり前じゃねえかよ!!

ずっと気持ち悪いのに 神経質にならないやつなんているのか !!!

もうこの患者さんがかわいそうで鬼の目にも涙だよ……。
あれ？ そんな，ことわざあったっけ？ ああ，人間界かそれは。

あーわかったわかった！
ちょっと真面目に言おう。

まず，この**慢性経過の食思不振の鑑別疾患**は，実は多いんだぜ？
頻度が多いのは**機能性障害**かもしれん。
でも糖尿病とか甲状腺疾患とか電解質異常とか副腎皮質機能低下症とか脳腫瘍
とか……いろいろあるぞお。

全部いっぺんに否定しろとは言わないけどな。
ルーチンで何でもかんでもやれとは言わないけどな。
ちょっと過ぎらせてもいいよな。いろいろと。
長いこと困ってんだから。

ていうか……おい！
とにかく再診させろよ！！！！

ハァハァハァ……

何が「有事再診」だよ。

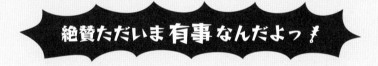

わからねえのか？ 大丈夫か？
何でこの初診で終わりなんだよ。
粘膜か？ 粘膜が正常なら終了なのか？

「3日分」とか**鬼**フザけた処方せん切りやがって……。
単なる食欲不振だからってコモンなめてんじゃねえぞ……。

診断も治療も鬼深いんだぞ！！！

まぁわからねえと思うけどな。フッ。

処方せん

患者	ウチカワ　アキエ		
	78歳	男・⊘女	初　診
	主 訴：腹痛　既　往：脊柱管狭窄症で手術歴あり（5年前）		

病歴	この2週間お腹が痛い。特に左の上の方。右も下がたまに少し痛い。ずっとではなく，痛くなったりならなかったり。きれいに波がある感じではない。下痢はない。熱はない。便秘はしていない。 最近自粛で以前までしていた散歩が全然できていない。

現在の処方	アムロジン（5）2錠分2朝夕，トラムセット3錠分3毎食後，オパルモン（5μg）3錠分3毎食後，酸化マグネシウム（330）3錠分3毎食後

O）体温36.2℃，今は腹痛はない，血液検査正常
　　腹部単純レントゲン写真：結腸に宿便あり
　　「便秘はしていません！毎日出ています。
　　　ところで足も浮腫んでるんですが大丈夫ですかね」

A/P）便秘症
水分をよく摂り運動するように。プルゼニド処方。有事再診。

処方	Rp. 1）プルゼニド（12）1錠 寝る前　　　　　　　　　14日分

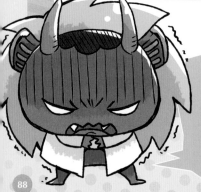

なんだか腹が痛えなあ今日は……。

鬼もお腹，痛くなるんだよ！
おっと，いけねえ，"消化器症状"の処方
せんがほしいな〜〜！！！ いねが〜〜
ダメな処方せん，いねが〜〜〜！！

うっヒャ―――！
あるじゃないあるじゃない。**ある！** そりゃあるよな。**コモン**だもん。

「ダメ処方せんには，ダメ診療あり」

あー言えた〜〜。**フー！！**

今回もおもろいぞ〜。
ていうか患者が便秘はしてないって言ってるのに「A/P」が **便秘！**
またすげえな，そういうところ！！！

医者と患者って，わかり合おうとしてるのかな。

いやしてないだろ。しろよ。
困ってやってきてんだから患者も。
ちゃんと時間通りにやってきてさ。待ってさ。
医者もさ，もちろん人間の体は不確かだけどさ，
特別親切になんかしなくてもいいけど，
なんというか **職能をそれなりに目一杯果たせよ。**

ああ！！ 処方のダメ出しだった！！
酸化マグネシウム な。まあいいけど，患者に処方の理由を説明しろよな。
いい処方せんをつくるっていうのは，

いい診療 と **いい説明** がなくてはダメなんだぜ？

あ゛？ え？ いてててて。
なんだかさっきまでよかったのに，またお腹が痛くなってきたぜ。

……ハアハアハア。

処方せんもそうだが，このカルテには……

言いたいことが結構あるぜ！！！ 根が深い！

まずこのケースを「便秘」と呼んでいいかは別として，
便秘になりやすい薬 を飲んでるよな，そもそも。
トラムセットとか，しょうがないとは思うよ。

しかーレ！！

しかしだよ。個人的……いや鬼だから「人」じゃなくて「個鬼的」には
アムロジン 10mg が気に入らないな！！！！

アムロジンって安全で人気を博しているけどな！
副作用あるからな？

浮腫，便秘。この酸化マグネシウムって，きっと薬の副作用のせいだよな。
薬のせいで薬のむ羽目に……。ププ。プークスクス。

患者が訴えてるこの「むくみ」も
きっとアムロジン 10mg のせいだろうな。

この患者ではなかったようだが，
カルシウム拮抗薬のむくみに利尿薬って処方せん，たくさんあるからな。
ダメ処方せんってのは，多すぎなんだわ。

あと今回に関係ないけど，腎機能悪い高血圧の人に，
降圧剤として**サイアザイド**がなぜか投与されてその副作用で尿酸上がって，
それに**アロプリノール**とか処方されてたりするからな。

で，そんなことするバカに限って

そのアロプリノールは腎機能でアジャストされてなくて 必ず overdose！ ウケる！

でもなんでだろうな。薬剤師もいるのにな。
世の中のアロプリノールは，ほぼ不要だと思うよ！

あっ！
なんで俺こんな人間っぽい喋り方になってるんだろ。おかしいよね？

お腹が痛いって主訴なんだぜ？

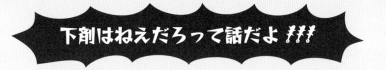

今は腹痛ないからオッケーって？
そしてまさかの「レントゲン上の宿便＝便秘症」って？
そんな臨床センスでよく臨床やってんな。

コモンなめてるからだよ。

結局もう何から突っ込んでいいかわかんなくなったね。
また明日来るわ！

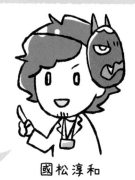

ふ～，今日もまたオニマツさんがやってきましたね。なんだかちょっと前と違って怒り倒してはなかったような……お疲れなんでしょうかね。

オニマツさん降臨4日目は「消化器症状」ってことのようですね。
オニマツさんはコモンで重要な症候を選んできますよね。

それでは今回も参りましょう！

國松淳和

■ 消化器症状はコモン

咳も多い症状ですが，消化器症状も多いです。

嘔気，嘔吐，胸やけ，胃痛，腹痛，下痢，便秘……これだけではないですが，とにかく多彩でしかも広範囲，症状も病態も多彩ならそれらに対する処方もまた多彩になります。

ただ，多彩というのはイコール・難しいことを意味しないです。消化器症状の全景がどうであれ，まずやるべきはコモンを制することです。ここで消化器症状のコモンを一気におさえていきましょう！

急性腸炎のとらえ方

今回オニマツさんが最初に見つけてきた処方せんの症例：トモダ ミユキさん（カルテ10）は，急性腸炎でした。ということで，ここでは主に急性腸炎について解説していくことにします。

この項ではやや「診断」が中心になります。急性腸炎における薬剤選択は，病態推定にかなり依存しているからです。適切な病態診断がすべてなのです。

- 急性腸炎のとらえ方は，急な発熱，嘔気・嘔吐，水様下痢で特徴付けられる「症候群」としておくとよい。症候群というのは，いくつかの症状や所見の寄せ集めのことである。

- 個人的には，急性腸炎とは組織学や画像的な定義にせずに，臨床的にとらえるものと思っており，"急性腸炎症候群"ととらえるようにしている。

- かぜをとらえるときと同様，熱や嘔吐や下痢が急にある一時期に集中して

どっと起こっていることが，病歴聴取で拾えればもう，"急性腸炎症候群"とすることができる。

- 多くの，というかほぼすべての急性腸炎が病歴聴取で診断できる。このことは実はかなり重要である。たとえばノロウイルスのようなウイルス性腸炎では，接触がそのまま自分（医療者）への感染リスクになる。また，不必要な検査はやればやるだけ医療者と患者との接触が生まれる。

- あまり堂々と言う臨床医はいないが，場合によっては触らずとも診断できるようになっていたほうがよい。

- このコンセプトは，新型コロナウイルス社会がもたらした「キープ・ディスタンス」の風潮が思わぬ形で後押しした。これからは「触らなくても診断できる」ことが求められると思われる。

- さて話を戻すと，逆に熱や嘔吐や下痢が短期間にうちに揃っていないような症候のときは，急性腸炎という呼び名は急にゴミ箱診断名となる。

- たとえば熱も下痢もなく，嘔吐だけ反復してきた患者に「急性腸炎」と診断はできない。これは嘔吐症であって，「嘔吐」の鑑別をしていくべきである。

- あるいは高熱が数日続き，経過中に下痢（といってもよく聞くと軟便程度）が少しあり食欲低下はある，というのを無理に急性腸炎としてはいけないだろう。消化器症状の勢いがなく，発熱自体の鑑別をしていくべきである。ここでは詳述を避けるが，血液培養などを実施すべきだろう。

- また同様に，下痢単独は「下痢症」であって急性腸炎と初期に言い切るにはためらいをもつくらいが，健全である。

✎ ウイルス腸炎

- 先ほどノロウイルス感染症のことを引き合いに出したが，基本的にはノロウイルスであろうとなかろうと，診断やマネジメントについては一緒であり，差はない。

- ウイルス腸炎は，患者の症候という点での臨床的な特徴は，"急性腸炎症候群"そのものである。

- すなわち，ウイルス血症を示唆する悪寒・寒気・関節痛・筋痛などからはじまる，発熱に伴う急性の経過の上に，しっかりとした腸炎症状（嘔吐・下痢）

が加わる形で生じたことが，問診でとらえられれば臨床的には診断できる。

- ほかに，同様の症状の者がいないか，その者との接触歴がないかなどの問診もウイルス腸炎の診断上，非常に重要である。家族全員が感染したなどは，ノロウイルスの流行時にはよく聞く話である。

- 腹痛も訴えることは多いが，なぜか主体にはならない。「腹痛がある」といっていても，ウイルス腸炎では明らかに嘔吐や下痢が前景に立つ。

- 逆に熱や嘔吐や下痢が背景にしかならず，お腹をすごく痛がるようなときは，ウイルス腸炎としておくのはやめたほうがよい。

- また，ウイルス腸炎の下痢は，はっきりとした水様の下痢である。軟らかいとか泥状の便を，患者が「下痢」と言い張っていることも多い。必ず「水そのもののような下痢かどうか」を問診で突き止める。

⚔ 細菌性腸炎

- 各病原体とその性質や臨床的特徴を個別に均等に並べて覚えようとするから混乱する。傾斜をつけて思い切って偏って覚えて "張って" おくといい。

- 私個人は，カンピロバクターが一番多い印象であると思っているため，カンピロバクター腸炎を軸にして覚えた。

- 俯瞰が大事で，個人的にはまず「集団発生する傾向にあるか」と「潜伏期間の短い・長い」でふんわり分けるようにしている（図1）。

- 次の観点としては，「臨床症状をなるべく細かく知っておく」に限る。これに勝るものはない。よくある「小腸型」「大腸型」とかいうあまり使えない分類を覚える時間があったら，詳細な臨床的特徴をつかむほうがよい。

● 潜伏期間が短く臨床的に拾われやすい傾向にあるもの
→ 図1の下半分

- これは患者が急性腸炎症状をきたしたときに，摂食歴の問診によって「あのときのあれだ」とすぐ気づきやすいものが多い。

- つまり，潜伏期間が短い（＝記憶が浅い）ものである。具体的には黄色ブドウ球菌，腸炎ビブリオ，サルモネラなどが主な病原体である。

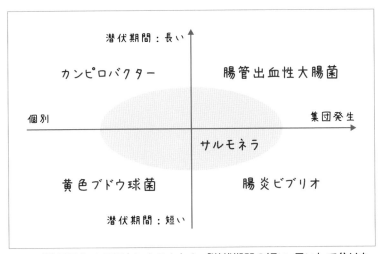

図1 「集団発生する傾向にあるか」と「潜伏期間の短い・長い」で分けた，
細菌性腸炎4分割表

1. 黄色ブドウ球菌

- 黄色ブドウ球菌による食中毒は，おにぎりや弁当，サンドイッチ，ケーキなど素手で扱って調理した，文字通り「手づくり食品」を作り置きしたものを喫食して，その3時間以内くらいの比較的早期に急性腸炎を発症して判明する。

- 調理した者は作るのみで料理を食べず，実際に食べた者は一人だけというシチュエーションも多いため，必ずしも集団発生しないこともある。

- 昨今，コロナウイルス社会によって家庭でも衛生管理下での調理が徹底すれば，発生は減少するかもしれない。

- 菌が病巣を作って症状が出るというイメージではなく，毒素で全身が反応するイメージをもっておく。比較的短期間で軽快するため，的確な問診で黄色ブドウ球菌を想起し，患者を安心させることが重要である。

- つまり治療対象は極期もその前後も，菌ではなく全身管理ということになる。処方に抗菌薬を含めなくていいということである。

2. 腸炎ビブリオ

- 腸炎ビブリオは，魚介類の刺身や寿司などを食べた後，という病歴が拾われ

やすい。生の魚介類を調理した後，調理器具や手指などを介して二次汚染された食品でも食中毒が発生する。摂食歴の心当たりを特定しやすく，総じて比較的集団発生しやすい。

- 潜伏期は8〜24時間とされるが，実際には6時間以内といった短期間の場合も多い。

- また激しい心窩部痛ではじまり，下痢や嘔吐を伴うなど比較的症状が強く，いかにも「食中毒」という状況となる。

- 内視鏡では回腸末端の発赤・びらんと回盲弁の腫大・発赤が認められるが，この部位に病原体が巣くっているというより，やはり毒素に対する反応がここで集中して起こっているイメージである。

- よって初発症状になる心窩部痛のメカニズムは「（回腸炎に由来する）強い関連痛」かもしれない。

- 炎症部位が腸管の局所的な領域ではあるものの，本態は強い毒素性の反応であることから，極期を対症療法で乗り超えることが治療となる。

- 患者に「腸炎ビブリオでした（だと思われます）」と告げることがむしろ大事である。

3. サルモネラ

- 「卵」がとにかくキーワードである。

- 卵そのものだけでなく殻，卵豆腐，家庭で作った自家製マヨネーズや手づくりティラミスなども聴き取る。肉などに二次汚染することもある。

- 潜伏期は数時間から1日半くらいであり，摂食者が認識できずに発症することもある。また「卵」が汚染されているものとして認識されないことも多い。総じてサルモネラがらみの摂食歴の聴取は難しい。

- 菌自体の毒性が強く，サルモネラ腸炎では菌自体を意識することになる。よって臨床医としては，菌の同定と抗菌治療を意識して行動することになる。

- 回腸末端病変が多いが，結腸炎となることもあったり，高熱や腹痛が遷延したり菌血症になったり，比較的病原体の浸潤性が強い感染症であると（差別化して）認識しておいたほうがよい。

- 抗菌薬は，患者背景が重要であり，小児・高齢者・免疫不全者のほか，人工

関節や人工弁，人工血管などをもつ患者，菌血症の既往がある患者などで必要になる。

- 発熱や腸管外症状，あるいは遷延する腹痛などで診断されたサルモネラ感染症では，すでに摂食から時間も経っており「集団発生した腸管感染症」という様相ではなくなることもある。

● 潜伏期間が比較的長く散発的・市中発症のようにみえるもの
→図1の上半分

- これは，摂食歴が必ずしも素早く明確に認識されないものが該当する。患者が急性腸炎症状をきたした際に「あのときのあれだ」とすぐ気づきにくいものである。

- 具体的には，カンピロバクター，腸管出血性大腸菌などである。なかでも一番多くを占めるのがカンピロバクター腸炎であろう。

- サルモネラも，病状が遷延することがあるので，こちらで論じてもよいかもしれない（すでに前項で述べた）。潜伏期間が経てすぐ診断されるとは限らない感染症になるからである。

1. カンピロバクター

- 市中，実際の医療現場では鶏肉の露骨な生食事例より，鶏肉調理に関連する二次汚染や加熱不十分と思われる事例のほうが圧倒的に多い。

- たとえば家庭で唐揚げを調理したとして，その唐揚げ自体の摂食ではなく，その鳥を調理した包丁の洗浄が不十分でまさにその包丁によって作られた生野菜サラダなどを摂食して，感染が成立することが多いように思われる。

- 汚染がこの程度であると，家族内発生すらせず，個人単独の発症例も多くなる（よって食中毒は否定的である，というロジックが使われることになる）。

- 個々で摂取した菌量が不均一な上，個々の体質や免疫状態によっても症状が異なってくるので，「軽い食あたり」として申告すらしない患者もいれば，数日間高熱が続いてようやく診断がつく患者もいたりするため，「集団発生した」という確認が遅れることは多い（図1左上）。

- 実際カンピロバクターは発症までの潜伏期間が2〜11日と幅が広く，1週間以上もの食歴を正確に述べられる患者などほぼいないことから，カンピロバ

クターの病原検査や菌同定に至っている事例は全体の中でわずかと思われる。

- カンピロバクター腸炎の臨床に関する記述には差があるとみている。数日で治るというような比較的軽症な腸炎であるとの記載もみられるが，実際の診断推定では，症状の出る順番が重要である。

- 発熱，倦怠感，頭痛，筋肉痛といったむしろ「腸管」を想起させない全身的な前駆症状からはじまり，長いものでこれが数日（通常は1週以内）続いてから，腹痛，嘔気がはじまる（＊）。

- 意外なことに下痢は最後の症状であることが多い。また，いかにも細菌性腸炎だろうというホールマークになりがちな「血便」「血性下痢」は，かなり深く長く病状が続いたケースに限られる。「血」を病歴の拠り所にしている諸家は，カンピロバクター腸炎の診断数は少ないに違いない。

- （＊）の順番は，よく病歴を聴くと，軽症例でも当てはまるように思う。ポイントは，「最初熱だけ，お腹は後で，頭痛がかなり強いぜ，カンピロバクター」と覚える。

- これを覚えておき，（＊）を捉えてから，「鶏肉に関する摂食歴」を"尋問"する。場合により「いくら患者が食べていないと言っても絶対食べているはずだ」という気概で病歴聴取に臨む。

- この熱意がないと患者は思い出してくれない。「あーこの医者，しつこいな」と思われてはじめてスタート地点であると心得る。

- ただしあまりに早くカンピロバクター腸炎を認識すると，お腹を下してもないのに便検体を採りたがるおかしな医者となってしまうので，（バランス感覚について）注意したい。

- カンピロバクター腸炎の臨床症状の強さは，個別性が強いような印象がある。いろいろな重症度があると心得ていたほうがよい。

- 診断確定までやや長引いた例では，長引く理由があった（熱だけ遷延したり，頭痛がひどく入院したり）はずであり，治療は抗菌薬を投与して特に不利になるということはないだろう。なにせ原因はカンピロバクターだとわかったのだから。

- ただし，軽症例で菌を消すために抗菌薬を投与するということはない。他方，乳幼児や高齢者では抗菌薬投与は妥当とされている。

2. 腸管出血性大腸菌

- 腸管出血性大腸菌の潜伏期間は約1週間前後とされ，比較的長い。

- 激しい腹痛で発症するところは腸炎ビブリオと似ているが，強い大腸炎的様相が強く，水様・血性下痢や血便を伴いはじめる。

- 食歴は，肉の生食がらみの摂食歴が多い。焼肉屋に行ったか，家庭での肉の調理があったか，あるいはストレートに生肉を食べなかったか聴くなどして，なるべく詳細に聴取する。

- 年齢別の発症は0～4歳の乳幼児が多く，次いで多いのはやはりその上の年齢層の5～9歳である。

- 同じ物を食べても発症する人としない人がいるが，年齢や免疫状態は発症・重症化の重要なファクターとなる。その集団は同時に，溶血性尿毒症症候群（HUS）や脳症（けいれん，意識障害）のリスクになる。

- 菌の病原性が強いため，少量でも感染は成立し，潜伏期間はやや長いとはいえ，集団発生が起きやすいグループには一応入るだろう（図1右上）。

- 抗菌薬の適応には賛否があり，軽症例では不要であるとするのは妥当としても，重症例または中等症であっても免疫不全などハイリスク患者でどうするかなど，現実的には迷う場合は多い。

- 少なくとも外来症例では不要であると個人的にはとらえている。

 オニマツさんへ　その①

カルテ10：トモダ ミユキさん（37歳女性）P80

- おやおや，オニマツさんはどういうことでダメ出ししているのでしょうか。察するに，このケースは，診立てはノロウイルス感染症で矛盾しませんし，きっと純粋に対処や処方せんに怒っているんでしょうね。少し，処方決定直前までの理路について解説しましょう。

- ノロウイルス感染症の診断は，流行状況やシックコンタクトの把握，突発する嘔気に「噴水状」と形容される勢いのある嘔吐とその反復の病歴をとらえることで行います。

- 一晩中トイレに張り付いて，明け方ようやく寝られて，翌朝は少し収まっているが昨晩すごかったので来た，という病歴が多いです。

- 熱や腹痛よりも，嘔気・嘔吐と下痢のインパクトが強く，これらが主訴になるのが普通です。このケースではバッチリこの内容に合致しています。

- ウイルス腸炎で，嘔吐や下痢のような「排出性の」腸管運動に薬物介入するのは，私は特に別になんというか，問題はないと思います。胃内容物や便の中にウイルスが充満しているのだと思っているのでしょうか。そんなことはないですよね。

- ノロウイルスをはじめとするウイルス性腸炎では，どんな内容の対症療法をしてもオッケーです。

- ただし，心窩部痛や腹痛がメインとなっているようにみえるケースでは，細菌性腸炎も否定できないので，制吐剤や止痢薬は避けておいたほうがいいかもしれません。そもそもノロウイルス腸炎では腹痛は患者の主な病悩にはなりません。

- ノロウイルス腸炎であろうというしっかりとした推定があれば，短期間のうちに軽快することがしっかりと予想できます。

- だからこそ投薬期間は短くて済むし，**十分な対症療法をすべき**だと思います。短期間に自然軽快するから対症療法は不要，と考えている医師が多いですよね。これはちょっとどうかと私も思いますね。私とは価値観が逆です。

上部消化管症状のコモン

　オニマツさんが次に見つけてきた処方せんの症例は（カルテ 11：シバヤマ ショウコさん：33 歳女性，P84），3 カ月続く吐き気でした。

　ということで，ここでは主に上部消化管由来の症状についての処方を解説していくことにします。項目としては，嘔吐，胃痛，嘔気の 3 つを取り上げることにします。

1. 嘔吐

- 「嘔吐の原因は？」と考えて，すぐに消化管由来であるとするのは適切ではない。消化管由来でないこともある。

- くも膜下出血，心筋梗塞，急性腎盂腎炎，尿毒症，急性閉塞隅角緑内障，妊娠悪阻，子宮外妊娠，低 Na 血症の進行，糖尿病性ケトアシドーシス，一酸化炭素中毒など，候補は多彩にある。

- 当然これらに対しては特異的対処というのがあるわけで（というよりすべて緊急性あり），つまり嘔吐症に関しては，正確な病態推定が重要ということになる。

- 嘔吐症に対する治療は，日常診療ではほぼドパミン D₂ 受容体拮抗薬〔メトクロプラミド（プリンペラン®），ドンペリドン（ナウゼリン®）〕になるのではないだろうか。

- 使用にものすごく慎重になる医師もいるが，急性腸炎であれば短期間使用でおわるということもあり，重い副作用で困ることは少ないような感触をもつ。

- メトクロプラミドの場合，注射ではワンショット静注で投与し，内服では食前で服用させる。

- 禁忌は少ないので使いやすいが，実際の考え方としては，主訴の中に「腹痛（心窩部痛含む）」がある場合の嘔吐には使わないほうがよい。

- また，完全な腸閉塞であるとわかっているときの嘔吐にも使用しない（嘔吐だけということはないはずではあるが）。

2. 胃痛

- 「胃痛という言葉はない！」という声はよく聞くが，そこまで目の敵にするほど悪い言葉ではないと思う。

- そんなに非消化器疾患が気になるなら「患者が"胃痛"と言っている心窩部痛」とでもみなしておけばいいし，そのように頭の中で容易に変換できるのが臨床医である。

- ただ基本的に初診時は，すべての"胃痛"に一度は冠動脈症候群かもしれないと考えてみることは重要である。

- 胸焼けなどの症状が診て取れる，あるいは上部消化管内視鏡（GS）によって粘膜所見がある（胃酸の影響を受けていると判断される所見）などの場合には，制酸薬（H₂ ブロッカー，プロトンポンプ阻害薬）を処方してみることからはじめればいいので，方針を決めやすい。

- 逆に，胃酸の関与を一見疑わせない正常粘膜の患者が言う"胃痛"は一考を要する。

- 1 つは，曖昧な胃酸逆流関連症状のことを患者が"胃痛"と言っていることがあり，いわゆる"NERD"（非びらん性胃食道逆流症：Non-Erosive Reflux

Disease）の可能性がある。

- しかし個人的にはこれはゴミ箱診断になりがちで，名前をつけることにはあまりこだわらず，患者の症状を見つめ続けるべきだと思っている。苦痛を訴えている限り臨床医はとりあえず逃げず，まずは患者自体を受け止めることを意識化することに集中したほうがいい。

- 胃酸症状，逆流症状とは思えない症状かつ正常粘膜所見で，日々ひたすら「胃が痛い」という状況もよくある。

- この意味で，「胃痛」という症候名はあってよいと思う。しかし，消化管の知覚の機能的な解剖生理は食道と胃で大きくは違わないことから，機能性ディスペプシア（FD）／機能性消化管障害（FGIDs）の本来の意味である「器質的なものがないのに症状に苦しむ」という点では，「胃痛」だろうと胃酸逆流関連症状だろうとあまり大きく差別せず，両者を包括してとらえておいてもよいかもしれない。

- 私はこれまで FD では，蠕動の運動低下がメインかつ「先」にあると思っていたが，文献を渉猟すると「知覚過敏」が先であるらしい。

- 知覚過敏があるために，消化管（胃など）の伸展時の刺激に対して伸展がままならなくなる，という病態生理であると理解するのがよいようである。

- また FD／FGIDs の患者では，伸展刺激のような機械刺激のみならず，酸や脂肪あるいは食事そのものの化学刺激などによっても知覚過敏を介して，症状として「痛み」に変わる。

- この点，制酸薬はトライする価値はある。刺激を減らす効果があるためである。

- または「神経」へのアプローチになるため，当然保険適用はないが，プレガバリン（リリカ®）やトラマドール（トラマール®，ワントラム®）を試すことは個人的にはありだと思っている。

- ほかは何といっても漢方薬だが，これは「胃」以外に注目し，選択する。

- 次項でも述べるが，FD といえば六君子湯だが，"painful FD" に対しては経験的には人参湯と大建中湯が奏効することがあり，試す価値があると思っている。共通する成分は，人参（ニンジン）と乾姜（カンキョウ）である。

- 下痢や軟便傾向にある胃痛には人参湯，便秘や腹部膨満傾向にある胃痛には大建中湯がよいようである。

- 酸逆流性の食道炎病態の成立あるいは増悪に関して，食道内プロスタグラン

ジン E_2 が関与しているとの示唆から，同炎症メディエーターをブロックする作用がある NSAID が逆流症状の改善に寄与する可能性を支持する知見がある。

- 私も，もちろん「そのため」ではないが，胃腸症状／胃痛がある患者に対しそれとは別の適応で慎重投与した NSAID によって，胃腸症状／胃痛まで改善してしまったケースを逸話的ながら複数例経験している。当該分野の知見集積が待たれる。

3. 嘔 気

- 嘔気の原因については，嘔吐の項でほのめかしたように，非消化管病態を挙げれば数限りない。

- ここでは，①「嘔吐」の周辺・延長として，②機能性ディスペプシア（FD）／上部消化管の機能性障害としての嘔気を考える。

- ①については「嘔吐」の項と同様に考える。

- ②については，オニマツ氏が見つけてきた症例のカルテ 11（シバヤマ ショウコさん：33 歳女性，P84）を想定して述べる。この症例はまさに嘔気主体の FD のケースであると思われるからである。

- 胃痛で紙幅を多く費やしたが，実際には胃痛主体の FD よりも，遷延する嘔気／食欲低下が主体の FD のほうが多い。

- 症状が軽い場合は，六君子湯あるいはアコチアミド（アコファイド®）で改善を認めることが多い。

- 症状が長引いている，やや重く思えるときは，スルピリドがよい。ただ多くても「100mg 分 2，朝夕食前」でよい。FD に対してこれ以上必要とは思わない。

- そして，高プロラクチン血症，乳汁分泌，錐体外路症状の副作用防止のため，比較的早めに 50mg／日以下に減量しておきたい。

- 六君子湯とスルピリドを併用し，改善をみたらスルピリド漸減中止する方法を私はよく使う。最初から 50mg 分 1 として特に増量せずおわる症例や，奏効しないので 100mg に増やすといった方法もよくとる。

- スルピリドは，下部消化管由来の症状の有無や内容によらず使いやすい。下痢傾向の嘔気主体の FD でも問題はない（むしろ改善する可能性あり）。

- スルピリド無効の FD の場合は，あらためて診断を見直すことも重要である。たとえばうつ病やなにがしかの中毒などである。

- 遷延するひどい嘔気の裏技的処方は少量オランザピン（ジプレキサ®）（2.5mg 分 1 眠前）であろうと思われる。しかし，私はあまり処方でグイグイ押すより，原因を追究する（診断を見直す）ことを心がけるようにしている。

- また薬物治療からは離れるが，慢性嘔気／FD の診療で重要なのは，まめに患者をみることである。ちょくちょく診察して処方内容を確認したり修正したりするとよい。

下部消化管症状のコモン

　オニマツさんが今回最後に見つけてきた処方せんの症例は（カルテ 12：ウチカワアキエさん：78 歳女性 P88），間欠的な腹痛の症例でした。ここからは下部消化管症状について解説したいと思います。

- 下部消化管の症状といえば，下痢，便秘，腹痛であろう。そのほか，膨満感，ガス貯留，腹膜痛などたくさんあるが，主なものについて解説する。

- 下部消化管でも，治療は当然，その病態への特異的治療（たとえば潰瘍性大腸炎なら抗炎症治療，大腸がんならその切除）となる。

- よって，CT や内視鏡の所見，あるいはそれに付随する生検などで確定される疾患や病態に関しては，その結果に基づく治療をすればよい。

- ここでは，むしろそうではない，すなわち画像検査や内視鏡で特段の器質的異常を認めないような，「下痢」「便秘」あるいは「腹痛」に対する対症治療について簡単に述べたい。

1. 下痢

- 器質的な異常がない，機能性の下痢で困るものは，過敏性腸症候群と呼ぶのが一般的であろう。

- 機能性消化管障害（FGIDs）という無難な包括用語があるが，個人的にはこの語が好きである。「過敏性」とラベルするのは一種のスティグマとなる。患者は好きで過敏になっているのではない。

- ピュアな FGID-D（機能性消化管障害のうち下痢 Diarrhea で困っているものを國松はそう呼ぶ）の患者は，痩せ型の若年男性・若年女性が多い。

- 嘔吐や嘔気，栄養障害を伴うことはほぼなく，①回数的にひたすら下痢というタイプと②痛みのほうがつらいというタイプにふんわり分かれるような印象をもつ。

- こういう「ひたすら下痢」のタイプ（一般的には「下痢型過敏性腸症候群」と呼ぶのでよい）では，ラモセトロン（イリボー®）がよいと思われる。

- 朝の支度中や通勤通学途中から腹痛・下痢で困っている患者が多いため，2.5μg からはじめ，起床後に服用するとよい。

- 朝食後でなくてもよい。朝食を食べない患者がいたり，朝食後に飲むことを意識しすぎて下痢をしてしまったり，朝食自体の刺激で下痢をしたりする患者がいるからである。

- 導入時は，どうであれ「とにかく飲む」ことを達成させるべきで，杓子定規な服薬指導をしない。「まあだいたい朝に飲めればいいんじゃない？」などとやさしく，ゆるく，指導する。

- 2.5μg でちょうどよい患者もいれば，毎日ではなく頓服のほうがちょうどよいという患者もいる。変わらなければ 5μg へと増量し，5〜10μg の間で用量・用法を模索してみる。

- ラモセトロン開始後しばらくして「下痢は確かにいいんですけど，なんか今度は出なさ過ぎて嫌です」と言い出す患者がそれなりにいるが，この発言に医師・薬剤師は顔をしかめてはいけない。過敏性腸症候群／FGIDs とはそういうものである。

- この「過敏」な様相を，「メンタル」「精神的」と取ってはいけない。ただ，腸管は脳でその調節を行うが，その連絡は神経で行っているので，経験的には選択的セロトニン再取り込み阻害薬（SSRI）やアミトリプチリン（トリプタノール®，ラントロン®）が奏効する。ラモセトロン無効時には試すことが多い。

- 他方，ピュアな FGID-D のうち痛みのほうがつらいというタイプでは，これは前述の「胃痛」の項で述べた「知覚過敏」がメインに立っている可能性がある。ただ，この場合もまずはラモセトロンである。

- その次は，もちろん患者背景にもよるが，モサプリド（ガスモチン®），人参湯などを試す価値はある。

- ちなみに FGID 全般にスルピリドは反応しやすく，下部であれば，どちらかというと下痢傾向で悩むもの（FGID-D）に合う印象がある。
- あまり試したことはないが，プレガバリンやトラマドールも痛みに対して反応したケースを経験したことがある。

2. 便秘

- 原因や原因薬剤（薬の副作用）を考えることが何より大事であるが，「何はともあれお薬を」という場面は多いだろう。
- 個人的にも実践しているのが，漢方薬である。というか，大黄（ダイオウ）がよい。
- 「硬い，コロコロした便がちょっとずつしか出ない」のようなよくある訴えに酸化マグネシウムではじめる諸家は多いと思うが，まさにこのとき大黄を含む漢方が合う。たとえば「麻子仁丸」などがよいと考え，処方している。
- よく「麻子仁丸」が最強の強い便秘薬として語られることがあるが，それは単に量が多すぎるせいだと思われる。1 日 1 包程度を頓用で試させて，不十分なら増量するという作戦がよい。
- 「潤腸湯から」という意見も聞くが，便秘で困っている人には弱すぎる印象があり，少し時間の無駄なので「少量の麻子仁丸」からはじめることが多い。
- また，背景によっては大柴胡湯や桃核承気湯がよい印象を持っている。
- 酸化マグネシウムは，純粋に便の水分を調節している薬剤だととらえ，まさにそれを患者に考えさせながら処方したい。受け身ではうまくいかないため，実は「はじめての便秘薬」ではなく便秘自己治療にかなり慣れた患者に出すほうがよいと思っている（実際には初手として処方することは多いが）。
- ルビプロストン（アミティーザ®）は，私の認識は，「体質を変えて便を出しやすくする」という，むしろ漢方薬かのような感覚で処方する珍しい薬である。つまり頓用に向かないという理解である。また食直後内服であるべき薬剤でもある。
- 便秘に悩むことがメインである FGID は，「便秘型過敏性腸症候群」と呼ぶほうが一般的だが，私としてはやはり「過敏」というのがピンと来ない。スティグマもあろうが，便秘で悩んでいるのに「腸が過敏」というのは，患者にとっても感覚的についていけないのではないか。

- 私は機能性消化管障害のうち便秘 Constipation で困っているものを「FGID-C」と呼んでいるが，FGID-C の内訳は（FGID-D ほど）クリアカットに分けられない気がしている。

- いわゆる慢性便秘を本人が文字通り神経質に気にするもの，もともと気分障害や神経症などがある患者の便秘，あるいは（恐らくこれが本来の過敏性腸症候群だろうが）まさに腸管の知覚過敏によって気持ちのよい便排出に向かわないという"不全感"を伴うもの，あるいはこれらのミックス，等々かなりいろいろな様相が混在してグラデーションになっている。

- 保険適用ではリナクロチド（リンゼス®）があり，試す価値はある。ただし，エロビキシバット（グーフィス®）同様「食前」の内服となっているため，これを理解しアドヒアランスがよさそうな患者に限って処方するのがよい。リナクロチドを食後に服用すると，増強して下痢になってしまう場合がある。

- FGID-C の最難関は「認知症」が合併した場合である。男女に限らず「すっきりとした排便を完了する」という結果だけに固執し，その結果が出せるまで毎日のように医療機関を受診する高齢者を，医療従事者であれば何人も診たことがあるであろう。

- 逆に，「便が出ないことにひどく拘泥して頻回受診する高齢者」をみたら，認知機能を評価したほうがいい。

- もちろん便秘症に対してではないが，アルツハイマー型認知症やレビー小体型認知症などに対してドネペジル（アリセプト®）が開始された後から便秘が改善したケースをよく経験する。

- "Lewy body constipation" という概念もあるくらいである（PMID：31559362）。今後の知見集積を個人的に注目している。

✎⚔ オニマツさんへ　その②

ｶﾙﾃ 12：ウチカワ アキエさん（78歳女性）P88

- オニマツさんが今回最後に見つけてきた処方せんの間欠的な腹痛について解説していきましょう。

- まず用語の問題です。肛門から便が排出される行為・現象を排便といい，患者の多くはそれがコンスタントに起こらないことをもって便秘と呼びますが，それなりに排出されていれば便秘はしていないといいます。そして

それは間違いではありません。

- この患者の腹痛は、レントゲン上の「宿便」に対して結腸が蠕動しようとしたときに起こる"蠕動痛"をみているものと思われます。

- 確かに宿便だけで病気とはいえません。かといって、「宿便＝便秘症」というわけでもありません。たまに本例のような患者に、酸化マグネシウムや大腸刺激性の下剤で治療を試みる者がいますが、症状を悪化させかねません。

- 宿便に対する蠕動痛は十分主訴になり得ます。宿便がありながら、下痢・軟便傾向になる場合すらあります。便を移動させるという本来のことができずに、有効でない蠕動となってしまっていて、要するにセグメントに結腸が空打ちしているのだろうと思います。

- 「慢性宿便＋蠕動痛」の病態では、「モサプリド＋桂枝加芍薬湯」を使います。

- 便秘傾向が実際にある場合には、桂枝加芍薬湯を桂枝加芍薬大黄湯にします。ただ、大黄の量が結果として多くなる場合があるので注意したいです。

- 腹痛が主訴ならモサプリドだけでは蠕動痛はすぐによくならない印象です。大腸刺激を避けるために大黄を控えるにしても、桂枝加芍薬湯は入れておきたいです。

- 図2の腹部単純レントゲン写真は、47歳の女性で、オニマツさんが見つけたケースとほぼ同様のケースですが、この女性には便秘傾向がありました。

- 全結腸にわたり便貯留を認めています。異常拡張や異常ガス分布はありません。

- この患者さんには、「モサプリド（5mg）3錠＋桂枝加芍薬大黄湯3包」を毎食前に内服してもらいました。この結果、便がたくさん出て、痛みもなくなりました。

- オニマツさんの症例では、「便秘はない」と主張している患者に初診時から大黄を入れる勇気はありませんので、私なら「モサプリド（5mg）3錠＋桂枝加芍薬湯3包」で処方すると思います。

- ただしこの宿便状態が形成されるのに、通常は数カ月単位要します。またそうなる要因として、高齢、運動量低下、外科手術後、腸管の蠕動を低下させる薬剤の使用などがあり、オニマツさんの見つけたこの78歳の女性

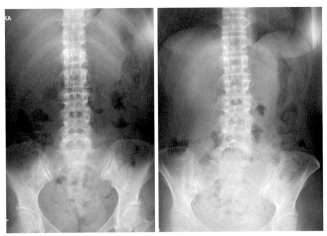

図2　47歳女性，腹部単純レントゲン写真

では，全部当てはまっていますね。

- 特に「アムロジピン（アムロジン®，ノルバスク®）10mg」はそうなりがちだと思います。カルシウム拮抗薬で便秘になるのは，ニフェジピン（アダラート®），ジルチアゼム（ヘルベッサー® R），ベラパミル（ワソラン®）のようなクラシックなカルシウム拮抗薬だと認識してはいけません。アムロジピンでも浮腫や便秘が出ることは普通にありますし，10mg も使っているとどこかしら影響は出るものです。

- せめて 5mg 以下にしておきましょう。このケースでもそうしたほうがいいでしょうが，減量あるいは中止し，別の降圧薬で置き換えるなどの工夫をすべきでしょう。

まとめ

- すごく大まかにいえば，急性の消化器症状は原因診断を重視し，慢性経過の消化器症状は丁寧に診る，ということである。

- 特に後者は，「死なないからいい」「命に別条がないからいい」と考えるのは間違っている。腸脳連関（gut-brain interaction）という語や概念が一般化しつつあり，消化器症状というのは非常につらいものだという理解が必要である。

- そこで重要なのは，慢性経過の消化器症状であっても対症療法を重視し，画一的でない対応を身につけておくということである。その際，薬物療法の手数を増やしておくに越したことはない。
- 薬物的な対症療法が上手になるためには，とにかく再診させて自分で薬剤の反応を確認することである。効いた場合でも，どのように効いたか，いつくらいから効いたかなどたくさん患者に聞いてみるとよい。ほかの患者の診療に役立つ。
- 逆に副作用もしかりで，どんな副作用がいつごろからどんなふうにどんな状況で出たかなども聞く。役立つ情報はいつでも患者が豊富にもっている。

4日目の「消化器症状」も長くなりました。上も下もありますもんね。
今日はここまでにしておきましょう。
オニマツさんは4日目も相変わらずでしたが，ちょっとさすがに当初よりも少しだけしんなりしたように見えました。
お疲れなんでしょうか。

まぁ，あの処方せんはないなと私も思いました。

さあ明日はオニマツさんはどんなことでキレ倒していかれるんでしょうか？
体調が少し心配です。オニマツさんが喜びそうな処方せんが見つかって，少しでも早く去ってくれるといいんですが……。

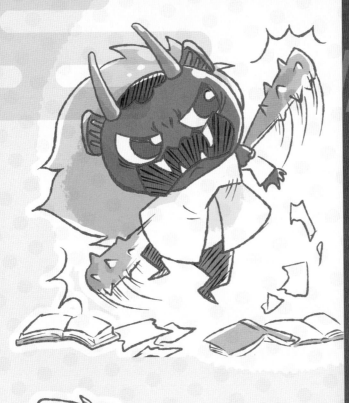

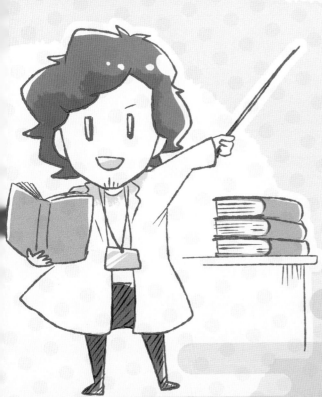

疼痛の処方せんをぶった斬り

～痛みの処方せんは、イタくなりがち～

カルテ13

処方せん

患者	モリタ　コウジ		
	55歳	男・女	初　診
	主　訴：背部の皮疹と疼痛		
	既　往：高血圧症，糖尿病（投薬なし）		

病歴	3日前から右脇から同側の背中にかけて痛く，夜も痛くてつらい。 2日前の朝，着替えの時にブツブツがあることに気づいていた。治らないので来た。 「別にコロナは心配していない」

処方の現在の	アジルバ（20）1錠分1朝

O）体温 37.2℃
　　右の前胸部〜一部少し腋窩〜右背部に，帯状に分布し，集簇するヘルペス疹
　　「痛いですが，今は我慢できないほどではありません」

A/P）帯状疱疹

ファムビル処方。疼痛は強くなく，抗ウイルス薬のみ。飲みきり終了。

処方	Rp. 1）ファムビル（250）3錠分3 毎食後　　　　　　　7日分

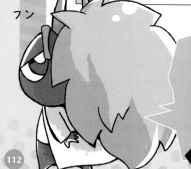

フン

な〜んか最近痛てえんだよな！
いや，お腹じゃなくて。痛てえんだよ。どこって。
わっかんねえんだよ☆ 聞くなよ！
痛てえんだからよ。そっとしとけよ！
あっ，いや，なんとかしてくれよ。

どこってそんなの，ったく全部だよ！

おっと，いけねえ，処方せんを探しに来たんだった。
だったら"疼痛／しびれ"とかの処方せんがほしいぜ！！！

いてててて，あるじゃないあるじゃない，**イタイ処方せん**が。
コモンなの探せばすぐ見つかるよな。

「痛みの処方せんは，イタくなりがち」

あー言えた〜。フー！！

さあ今日も楽しい 1 日になりそうだぞ！
診断は**帯状疱疹**。多いよね〜。
スーパーコモンディジーズだわ。

20〜30 代で発症すると，確かに気をつけるっちゃ気をつけるが，
50 歳以上なら健常人でも発症するって思っといたほうがいいな。

たまに意識高い研修医が
「若年者の帯状疱疹をみたので HIV を考えて……」とかいうけど，
若い免疫正常者と思える人でも発症することあるし。

そうだ！ 今回はせっかくだから
薬剤師の前でしゃべってるつもりで**鬼説**してみるわ！！

まず**ファムビル 1 回 250mg は少ないかも**って考えるよな。
帯状疱疹だからな。500mg だよな 1 回。
まあ 5000 歩譲って単純疱疹かも……ってパターンかもしれないが，
そんなの患者本人に一言聞いた瞬間にわかるじゃんね。

「帯状疱疹ですか？」
「そうです」

これで終了よ。

気にしたいのは腎機能だよな。
これは確かにそうで，ファムビルはクレアチニンクリアランス60で
1回250mgか1回500mgか分かれるもんな。
ARBも飲んでる人だし，**ベースにCKD**があるかもしれない。
DMもあるとかないとか言ってる。
患者が健診結果とか持ってたら見せてもらいたいよ……。

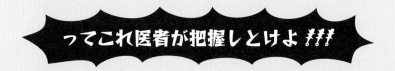

ってこれ医者が把握しとけよ

ハァハァハァ…。

おっと，すまん。
あとクレアチニンクリアランス60あったからオッケイってのもセンスなし！
95と61じゃ印象違うよな。
61の人ならやっぱ1回500mgは気をつけたいんだよ。
クレアチニンクリアランスの切れ目の前後は特に気にしたい。

アシクロビルを出すときは腎機能は気にしたほうがいい。
なぜなら他の薬と違って副作用が多いから。
尿細管障害とか脳症とか骨髄抑制とか。だから**腎機能は大事**なんだよ。

ただ毎回必ずいちいち採血ってのも，結構めんどいよな。
そういうときはせめて「**マメに診る**」ってことで代用すんだぞ。
「調子はどうだ〜？ 脱水になってないか〜？」って聞けるからな。

こんな
「飲み切り終了で有事再診」 なんかじゃ **ダメ** なんだよ！！！

あとこの診療で最大にダメなのは「**疼痛対策**」だわ。
正直疱疹自体は自然に治るわ，よほどの免疫不全でなければ。
帯状疱疹の痛みをほっとくやつって,
そのあと神経痛で苦しむ患者を診たことないんだな。
なんちゅうか，痛みの記憶が残るんだよ。
そんな痛くないから「鎮痛薬なし or なるべく飲まないで」ってのは

まったくダメ。

抗ウイルス薬と，NSAID やリリカを抱き合わせで出されてる処方せんがあったらリスペクトしてやってほしいのよ。
「痛くないときは飲まないでね」って指導しないでほしい。

鬼薬剤師さん，オッケー？

かなり抵抗があるかもしれんが，帯状疱疹の疱疹がはっきり出ているときは，
NSAID の意味合い が違うんよ。

痛いって言わなくても，神経痛の火種を消しにかかったほうがいいというか。
リリカ やトリプタノールでもいいかもな！

生活指導はなんと言っても,
「**水をいつもよりたくさんしっかり飲め**」だよな。
アシクロビルも NSAID も飲ますんだったら，なおさらだ。

鬼に笑われっぞ。

カルテ14

処方せん

患者	オイカワ　タカヒロ		
	49歳	男・女	初　診
	主　訴：右足母趾付け根の腫れと痛み		
	既　往：高血圧症（41歳から）		

病歴	３日前の夜，いつものように飲酒。翌朝，右足親指の激痛が出た。痛みは持続的で，家にあった子ども用のカロナールを飲んでも効かず，むしろ増悪。患部が赤く腫れ上がってきて，この２日は夜も十分に眠れないくらいの激痛なので来た。歩くのもおっくう。 「微熱はあるけど別にコロナは心配していない」

現在の処方	プレミネント配合錠HD1錠分1朝

O) 149/86mmHg，体温37.0℃，181cm，109kg
　　右第１足趾の中足指関節に発赤，膨張，熱感があり，圧痛を認める
　　血液検査：尿酸11.5mg/dL，クレアチニン 1.0mg/dL，
　　　　　　　CRP1.98mg/dL
　「そんなにお酒は飲まないですよ。親父も痛風でした。こんなに痛いんですね」

A/P）痛風発作
NSAIDとコルヒチンを処方。尿酸値は高く，ザイロリックはじめる。禁酒指示。

処方	Rp. 1）ロキソニン（60）1回1錠　　　痛いとき 頓用 10回分 2）ザイロリック（100）3錠分3 毎食後　　　　　　7日分 3）コルヒチン（0.5）1回1錠　　　痛いとき 頓用 10回分

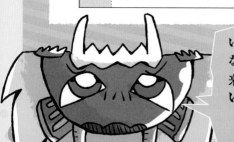

いてててて。
なんだこれ……　おっと，いけねえ，処方せん探しに来た…いててててて！　……来たんだったぜ。
いねが〜〜〜ダメな処方せん，いねが〜〜〜！！

…いててててて！！

またあるじゃないかイタイ処方せんが。
夜も眠れないほどの イタイ処方せん がよ！

「痛みの処方せんは，イタくなりがち」

という格言が，ついに確立するかも今日。
やっベ **ドキドキ** してきた。

おぅおぅ，今回は何だ。
おっ，診断は **痛風**。確かにこりゃ痛風発作だわ。**コモンだよね〜。**
やっベ，今の言い方鬼っぽくない。

このカルテと処方せんは，薬剤師に役立つサンプルだぞぉ〜〜！
どうよこのカルテと処方せん。これはいい例題かもしれない。
良問ですよ良問。
よっしゃ今回もせっかくなんで，
薬剤師さんの前でしゃべってるつもりで **鬼説** してみるわ！！

まずな。痛風発作って，**尿酸降下薬を開始したばかりとか，血清尿酸値の急激な変動時に起きやすい** のよ。
これ，なんていうかいわゆる「**常識**」の範疇なのよ，**鬼の世界でもな。**
人間界の一番新しいガイドラインでも，推奨とかのところじゃなくて
地の文のところにそうやって書いてあるわ。
（高尿酸血症・痛風の治療ガイドライン第3版，p64）

だから，発作が出てまさに発作中にやってきた人に，尿酸降下薬を出すっちゅうのは，すべきかすべきじゃないかって問題じゃなくて「**普通しない**」のよ。
鬼的にもそうなのよ。
だから痛風発作でお薬もらいに来た人に，新しく尿酸降下薬が出されてたら，
結構 **アウト** だと思うのよ。

鬼的にはそう思うよ？

あれ！なんか変な口調になってる！！！

で，そもそもこのクレアチニン値で **アロプリノール 300mg／日** でいいわけ？
そもそも要らないけど，出すとしてこの量でいいのか考えてみなさいよ！！
このヤ○医者！！！

……あとこのケースで薬剤師的に **笑止な点** わかる？

なんでこの患者は尿酸が高いかってこと ですわ。
これ，おそらく
プレミネント配合錠HDの中に入ってる **ヒドロクロロチアジド** のせいだよな。
そもそもサイアザイドを CKD とかクレアチニン高めの人に使わないし，
副作用で尿酸上がっちまわないか，モニターしないとな！！

そもそもこの患者の痛風発作の発症を規定した１番の因子って何だ？ 酒か？
患者が「あんま飲まない」って言ってるぞ？
それで禁酒指示って笑止だわ。ゲラゲラ。
「痛風＝酒飲み」？

**じゃあ世の中の酒飲みはみんな痛風になっとるはずじゃが，
なっとらんやんけ！！**

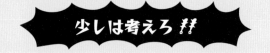

じゃあサイアザイドのせいか？ まあそれもあるかもだが，
やっぱり「 **親父も痛風でした** 」のこの部分だろうがい！！
このセンスを持てぃ！！

無症候の高尿酸血症で，痛風発作の抑制のための因子は，乳製品・コーヒーを摂る，アルコール・糖質・肉魚類を控える，なんだが，これら全部1点台くらいのインパクトしかないのよ（2倍未満のリスク減少・増加しかない）。

その点「**痛風発作が起きやすい遺伝子**」ってのがあってな。
これはその変異の組み合わせにもよるが，

保有者は3〜26倍くらいリスク増すんだよ！！

まあな。
お酒控えるように言うのはいいが，発作が起きててすでに痛いって言ってる患者に，よくもまあ「**疼痛時頓用**」とかいう処方せんをよく出せるな。

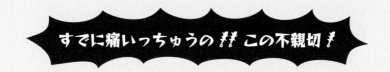

すでに痛いっちゅうの‼ この不親切❢

それからNSAIDの有名なやつは大抵**1回につき2錠飲めたりする**から，
この際いろいろチェックしとくといいぞい。
ナイキサンは痛風時は1回600mg（＝6錠）飲めるぞ！

コルヒチンの処方も **雑** だな。
これはやり方があって，
発作から12時間以内にまず2錠（＝1.0mg）飲んで，
その1時間後に1錠（＝0.5mg）飲むというやり方。

って，もう12時間以上経っとるやないか〜い！！！

喋り過ぎ。疲れた。

処方せん

患者	ミズタ　ノア		
	22歳	男・**女**	初　診
	主訴：身体中が痛い		

病歴	昨年の春から就職。もともと ADHD があり，そういう障害への理解があるとのことで就職したが，実際には体調不良などに対して，かなりいろいろ言われる職場だった。 「毎日検温とかウザい」 イライラや彼氏との喧嘩，職場のストレス，持病の喘息の悪化などが重なっている。年明けからこの半年くらい，身体中が痛い。皮膚全部がしびれるよう。 「筋肉と皮膚の間に砂を入れられて擦られているかのよう！」 微熱がずっとあり，それについて近くの病院で精査済み。まったく異常なかったとのこと。 「痛すぎて精神的にパニックになってる。痛み止めは効かなかった」

現在の処方	喘息治療のみ（シングレア，レルベア）

O）116/66mmHg，体温 37.2℃
　　特記すべき所見を認めない

A/P）心因性疼痛
痛みは心因性だろう。パニックがあるらしく，メイラックス処方。

処方	Rp. 1）メイラックス（1）1 錠分 1 寝る前　　　　　　　　　　14 日分

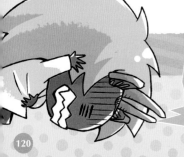

痛い…痛すぎる……。もうマジ無理。。。

……じゃなかった！！！
いてえええよおおおお！！！
処方せんくれよおおお…！！ くー！！

おおおおお！！！！

あったあった。これはまた **極上**！

まだあったじゃない，**イタすぎる処方せん** がよ。

さーて今回は，診断は……**心因性疼痛**。

って，正気かお前 ///

お前に心因を語る資格あるのか！？

初診で心因性とかどんな勇気だよ。

主訴が痛みなのに処方がベンゾって何やねん！！

ただこういう痛みって，実はよくあるんだよな。コモンですわ。

まずいきなりポイントだが，「**痛み止めが効かなかった**」ってところな。

これ，**重要！ 侵害受容性疼痛じゃない** って察しがつく一番簡便な方法だ。

まさか，「**痛み止め効かない＝心因性**」にしてねえよな？ **まさかな？**

安易と言えば安易だが，

痛み止め（NSAID，アセトアミノフェン）が効かなかったら，**神経障害性疼痛**

って考えてほしいわ。

こ，これ……医療者が国家資格得るときに，必ず習うものじゃないのか？

「せいりがく」 とかで……。

教育って無力なんかな。

まあそれは置いといて，処方せんの話にいく前になんなんだこの面談は。

このレベルの面談でよく外来やってんな。

これあれだよな。きっと ADHD がもう先入観だよな。

ADHD → 精神科かかりつけ → 精神病 → 器質的じゃない症状は心因性

って考えてるんだろうな。
っていうか，冗談抜きで本気で考えてるんだと思うよ。これ。

精神科じゃないんだから，
「心因性」なんて無理して決めずに普通にまず身体をみろよ。
ろくに身体みれねえのに心因性とか言うなッ！

ところで **メイラックス** ってどんな薬かわかってんのかな。
ベンゾジアゼピン系だよな。これくらいは知ってるかワハハハハ。
きっと **デパスの上位互換** くらいにしか思ってないんだろうな。
しかもデパスを避ける理由も「ネットでデパスはだめだって言われてたから」
くらいだろ。
ちょっとはちゃんと勉強をしようぜ～。

「筋肉と皮膚の間に砂を入れられて擦られているかのよう！」

とか言われたんで，しんどかったのかな。

患者がそう感じてるんだから聞いてやれよ……。

ところで「 **神経障害性疼痛** 」って，どうよ。
なんだか小難しいと思ってる？　いやいや。めちゃめちゃ多いんだぜ？
少しはみんな構おうよ。明日は我が身だぜ？
他人の痛みを軽んじるやつは，自分が痛くなったときに泣きをみるぜ？

それはいいとして，「**ガイドライン**」っちゅうもんがあるんだぜ？
『神経障害性疼痛薬物療法ガイドライン 改訂第2版』ってのを参考にするといい。
あんまり考えたくない人のためにあるのが
ガイドライン じゃまいか ✖
こういうとき使わなくてどうする。

第1選択薬
　プレガバリン・ガバペンチン／三環系抗うつ薬（TCA）／セロトニン・ノルアドレナリン再取り込み阻害薬（SNRI）

第2選択薬
　ワクシニアウイルス接種家兎炎症皮膚抽出液／オピオイド鎮痛薬［軽度］：トラマドール

第3選択薬
　オピオイド鎮痛薬

（日本ペインクリニック学会：神経障害性疼痛薬物療法ガイドライン改訂第2版，2016より）

親切！！

この通りまんままずはやってよ！

ところでこの患者，パニックではないよな？ パニックってはいるが。
ADHD があるんだし，これベンゾなんて出しちゃって，
へたすると **脱抑制** とか起こして
かえって怒りっぽくなったりするかもよ……。

まだ「**なんかタリージェって新しい薬が出たから使ってみよ♪**」
みたいな程度の薬剤選択のほうがマシだったかも知れんぞ……。

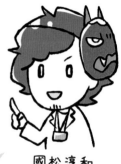

ふ～，今日もオニマツさんが相変わらずでした。
なんかちょっと可愛いところ出てませんでしたか？
今回のオニマツさん。

降臨 5 日目は「疼痛 / しびれ」ってことのようです。
相変わらずオニマツさん，コモンで重要な症候を選ん
できます。さすがです。
オニマツさんも頑張ってます！
我々も今回も参りましょう！

國松淳和

■ 疼痛やしびれはコモン，「痛み」は症候界のキング

「痛み」を一症候として括ってしまえば，あらゆる症候の中で一番多いかもしれません。その意味で痛みは"症候界のキング"に君臨する症状だと思います。ほかにしびれというのも多いですね。

今回の解説では，「痛みのせいで悩ましいという様相の痛み」を扱おうと思います。わかりにくいですね，つまり頭痛，胸痛，腹痛などの臓器・領域特異的な痛みではなく，筋・骨格系，神経系といった「系」に関与する痛みや，あるいは筋・骨格系の中でも関節や腱，腱付着部，筋膜などといった部位の痛み，やや痛みと表裏一体といってもいい「しびれ」について述べていこうと思います。

ちょっと難しくいってしまいましたが，これらは本当にコモンです。ここで一気におさえていきましょう！

やっぱりこの話：侵害受容性疼痛と神経障害性疼痛

痛みといえばやっぱりこの「侵害受容性疼痛と神経障害性疼痛」の話になります。基礎事項というのは，実際の臨床現場では直接は必要としないことが多いですが，疼痛に関しては「仕組み」の話は臨床に直結します。

先に言うと，今回オニマツさんが見つけてきた処方せんの症例のうち，カルテ 14 は侵害受容性疼痛，カルテ 13 と 15 は神経障害性疼痛といえると思います。本項ではとにかくこの「侵害受容性疼痛と神経障害性疼痛」について嚙み砕きます。

ずっと先延ばし・回避してきたこの件について，そろそろあきらめて今回で理解しちゃいましょう。

- 侵害受容性疼痛というのは，侵害受容器という，言ってしまえばちょっと"オシャレな"ものを刺激して発生する痛みのことである。

- 一方，神経障害性疼痛というのは，侵害受容器が刺激されない状態で痛みが発生する痛みのことである。

- 侵害受容器を"オシャレなもの"と表現するならば，神経障害性疼痛は「粗野な」痛みといえる。

- とても単純に考えて，痛みというのは神経で感じるものである。まさにその神経がやられて起きる痛みが神経障害性疼痛である。要は「そのまんま」なのである。

- この後個別にも述べるが，両者の別の区別法として簡便なのは，鎮痛薬への反応性である。つまり臨床的に行われる。

- NSAID に反応がある，もしくは著効するようであれば侵害受容性疼痛である。NSAID に無反応，効かなければ神経障害性疼痛の可能性がある。プレガバリンを導入して疼痛の軽減があれば神経障害性疼痛の可能性がある。

- NSAID の反応性をみてはじめてわかる「よくわからない体の痛み」の中に，腱，腱付着部，筋膜由来の痛みがある（例：多発腱付着部炎）。

🐾 侵害受容性疼痛

- 組織の損傷が起こると，種々の化学因子／ケミカルメディエーターが放出される。それらは数限りないが，たとえば表1のようなものがある。これらは覚えてなくてよい。

- これらの因子はすべて侵害受容器を刺激する。侵害受容器は，感覚神経の末端にあると理解しておく。よって，刺激を受け取った侵害受容器は痛みの「シ

表1　組織の損傷によって放出される化学因子／ケミカルメディエーター

■ プロスタグランジン	■ ロイコトリエン
■ ブラジキニン	■ セロトニン
■ ケモカイン	■ エピネフリン
■ サブスタンス P	■ アセチルコリン
■ ヒスタミン	■ アデノシン三リン酸（ATP）

グナル」が中枢へと伝えられる。

- 侵害受容器には，「無髄型」と「有髄型」があると覚えておくとよい。7割を占めるとされる無髄型の侵害受容器が伝える神経線維は，「細くて低速」のC線維で，灼熱痛や鈍痛を伝達する。残り3割の有髄型侵害受容器が伝えるのは，「太くて高速」のAδ線維であり，鋭い痛みを伝達する。

- どちらの侵害受容器も，化学的シグナルを受けたあと電気信号に変換し，神経線維を伝わって脊髄後角の介在ニューロンに伝達する。

- いろいろ理屈を語ってしまったが，これらは全部知らなくても大丈夫になる方法がある。それは，「NSAIDがすんなり効けば侵害受容性疼痛とする」という包括的で臨床的な考え方である。

- NSAIDは，アラキドン酸カスケードでプロスタグランジン類を合成する経路のうちシクロオキシゲナーゼ（COX）を阻害する。それによってプロスタグランジンの合成が抑制され，結果的に発痛物質が減って痛みが和らぐ。

- 普通「1錠」のNSAIDを内服したら30分後には何らかの改善（疼痛の減少）傾向がみられる。

- COX1は，消化管や腎臓の血流を維持したり，血小板凝集作用を促進したりと，臓器の恒常性維持に重要で必要なものであるが，選択性のないNSAIDはこれを阻害してしまう。これが悪名高いNSAIDの副作用の起源となる。

- ただこれを引きで冷静に考えてほしい。NSAIDは実に特異的な箇所（作用点）のみをブロックする，非常に洗練された薬剤と言えるではないか。

- 「単なる痛み止め」「副作用が多い」と言ってNSAIDを"粗野な"薬として忌避する医療者が多いが，むしろ何と特異性のある，限りなくリスクを軽減した今風な"オシャレな"薬剤ではないかと私は思う。

- 手軽な薬で，効率よく鎮痛物質を抑制してくれるNSAIDが，「実はよい薬」として見直され，復権することを願いたい。

神経障害性疼痛

- 疼痛を介する侵害受容器も，治療薬となる NSAID も "オシャレ" であるとした侵害受容性疼痛と違い，神経障害性疼痛は実に "粗野" である。とにかく，神経がやられて生じる痛みを神経障害性疼痛という。

- 機序の理解のためには 3 つのことをとらえる。① 末梢で感作する（ちょっとのことですぐ感覚刺激を受けてしまう），② ①のせいで中枢で感作する（より強く過剰に脊髄神経が興奮するようになってしまう），③ 抑制システムの抑制（つまり脱抑制：末梢にせよ中枢にせよ，痛みを抑制するシステムの機能低下）。

- ③のうち，中枢における脱抑制システムが，いわゆる下行性抑制系である。下行性抑制系は，脳から脊髄を下行し，痛覚情報の伝達を「抑制する」系のことをいう。

- その伝達における神経伝達物質がノルアドレナリンとセロトニンで，これらが出ることで抑制が働く（"つらさごまかしホルモン" と私は呼んでいる）。これは，神経障害性疼痛において，三環系抗うつ薬やセロトニン・ノルアドレナリン再取り込み阻害薬（SNRI）が用いられる理屈になっている。

- 神経障害性疼痛の仕組みをごくやさしい言葉でいえば，「ほんのちょっとの刺激で痛い」「(末端で感覚を感知してないのに勝手に) 痛くさせられている」「いったん痛んで，通常ならそれを和らげるシステムが働くはずなのに，それが働かない」とまとめられる。それぞれ，末梢感作，中枢感作，脱抑制と呼ばれる。

- 神経障害性疼痛には，その種類もたくさんあるが，それぞれに（侵害受容性疼痛— NSAID のような）特効する薬剤があるとは言い難いため，詳しいサブタイプ的な種類に分別することは，忙しい臨床現場ではそこまで重要ではない。

- 神経障害性疼痛に用いられる薬剤は，カルテ 15 でオニマツ氏がすでにもう述べているがここに再掲する（表2）。

- 表2 が示す選択薬は，個人的に自分の実臨床のプラクティスとかなり一致している。ただし私の場合，第 1 選択薬➡第 2 選択薬➡第 3 選択薬と，順次移行したり，この順で追加併用していくやり方を，とらないことが多い。

- 原則としてまず，第 1 ＋第 2 選択薬の薬剤の中からこれらの薬剤を「目一杯」

表 2　神経障害性疼痛に用いられる薬剤

第 1 選択薬
プレガバリン・ガバペンチン／三環系抗うつ薬（TCA）／セロトニン・ノルアドレナリン再取り込み阻害薬（SNRI）
第 2 選択薬
ワクシニアウイルス接種家兎炎症皮膚抽出液／オピオイド鎮痛薬［軽度］：トラマドール
第 3 選択薬
オピオイド鎮痛薬

（日本ペインクリニック学会：神経障害性疼痛薬物療法ガイドライン改訂第 2 版, 2016 より）

使う。かなり初期の段階から，2～3 個の薬剤を併用して，すなわち異なる機序の複数の薬剤を用いて"マルチターゲットセラピー"を行っている。異なる痛み機序を同時に抑えるというイメージである。

- 具体的には，まずプレガバリン（リリカ®）を導入するが，基本は比較的少量からはじめる。これは，今後の継続性と服薬アドヒアランスを強く意識してのことで，初回から副作用を体験させて患者が同薬剤に幻滅してしまうと，本当にロクなことがない。

- 神経障害性の慢性疼痛の診療は，気の進まない患者と一緒に富士山山頂を目指す登山と一緒だと思っている。最初の投薬で薬物治療に落胆させてしまうのは，富士山アタックどころか家の玄関先で挫折させてしまうのと一緒である。

- プレガバリンがそれなりに key drug であること，神経障害性疼痛の診療自体の困難性と「道のりの長さ」からすると，この程度の初回で薬物療法への不安を患者に味わわせてはならない。「飲めた！」という成功体験を，場合によっては意図的に何回も得させたい。

- プレガバリンは少しずつの漸増でよいが，プレガバリンのみで改善傾向となるような神経障害性疼痛は，そもそも治療は困難ではなく特に多剤を併用することなく経過することが多い。

- つまり，先述の「早期からの数剤併用の"マルチターゲットセラピー"」というのは，プレガバリンだけでは不十分なケースに適用する。

プレガバリン単独で解決しそうにない神経障害性疼痛診療の手順

① プレガバリン＋ワクシニアウイルス接種家兎炎症皮膚抽出液をバックボーンとする。

リリカ®（25）3錠分2（朝1，寝る前2）＋ノイロトロピン®4錠分2朝，寝る前

② 患者の痛み・感覚の傾向によって，3剤目を決める。3パターン用意した。

1）とにかくはっきりとした疼痛がメインで今すぐにでも痛みを軽減してほしい，あるいは灼熱・電撃痛，痛覚過敏状態，のようにみえるとき，以下の2つを積極的に検討する。

・リリカ®をどんどん増量していく ➡ 150-300mg／日など
・トラマドールを追加する➡トラムセット®配合錠3錠分3（朝，夕，寝る前）などからはじめ，漸増する。「1錠　分1，寝る前」などから慎重にはじめることも多い

2）睡眠障害があったり，疼痛による夜間の覚醒がある場合，以下を検討し，場合により計3～4剤を併用することも考慮する。

・眠前のリリカ®をどんどん増量していく
・眠前のトラマドールを追加する
・眠前のトリプタノール®10-30mgを追加する

3）疼痛が比較的びまん性で，すでに経過がかなり長く慢性疼痛の様相で，数日での疼痛軽減など達成できそうにないとき。

・サインバルタ®20mg分1を3剤目とする
・さらにトラマドールも加えて，4剤目としておく

③ 忍容性がなくても，代替薬を使って数剤併用を維持する。

バックボーンにもう1～2剤追加する際に，その追加薬剤に忍容性がなかった場合の具体的対処法を以下に示す。

・3剤目がトラマドールで，それが忍容できなかった場合は，サインバルタ®とする

- ・3剤目がサインバルタ®で，それが忍容できなかった場合は，トラマドールとする
- ・トリプタノール®が忍容できない場合は，ランドセン®（0.5）1-2錠分1，寝る前などとする

④ それでも NSAID 併用を考慮する。

- ・リアルワールドでは，侵害受容性疼痛と神経障害性疼痛をクリアカットに分けられないことが少なくなく，また両者が混在していると思われる事例もある
- ・そこで，うまくいかないときは神経障害性疼痛だなと思っても，あらためて NSAID を加えてみること勧める

薬剤別の使い方

1. NSAID

- 添付文書通りの使用法でよい。ただし，反応を確かめるときは，頓用でなく定時内服がよい。

- COX 選択性のある NSAID，COX2 阻害薬であるセレコキシブ（セレコックス®）は，発売後十分な期間があるが，個人的にも多くの国内臨床医の使用感は「選択性のない NSAID よりも効果が弱い」だと思う。これはエビデンスどうこうではなく，みんながそう思っているのだからしょうがないことである。

- セレコキシブは，解熱作用に関しても，選択性のない NSAID より劣る印象がある。

- セレコキシブは，即時性の高いアレルギーではなく，服用後 7〜14 日くらい定時内服してから手足などにゆっくり出現する掻痒感を伴う皮疹が出ることがある。

- これが，セレコキシブ特有なのか，選択性が強く定時内服させるハードルが低いために，その現象をみる機会が多いせいなのかはわからない。ただ私はほかの NSAID も相当な機会，定時内服させているので，セレコキシブ特有と考えている。また，セレコキシブのほうが，他の NSAID より固定薬疹の頻度が高い印象がある。

- 何であれ，NSAID を定期内服させたら，しっかりと観察すべきである。どこの・どの・どんな痛みが，どんなふうによくなったか・よくならなかったなどについて，しっかり情報収集する。
- その理由は侵害受容性疼痛と神経障害性疼痛との区別のところでも述べたが，NSAID が効くかどうかは，痛みの種類判定に際してきわめて重要な情報を私たちに与えてくれる。漫然と処方するのではなく，ここを逃さないことが大切である。

2. プレガバリン

- 試しに自分でプレガバリンを自分で服用してみるといい。25mg 錠でも 75mg 錠でも。
- 25mg だと個人差があるが，75mg 錠をいきなり服用したらほぼ全員がめまい感，浮動感，眠気のような感覚などを感じるはずである。つまり，プレガバリンは少量からのタイトレーション（漸増）がよい。これは当たり前としたい。
- まず 25-50mg を眠前に内服させることかはじめ，使用感を聞いてみるのがよい。全然大丈夫ということであれば，増やしてよく，眠前分は増量しつつ，朝にも 25-50mg 程度服用を追加してもよいと思われる。
- 導入がうまくいけば，あとは添付文書通りの用量の範囲で，用法など調節する。患者と，患者のライフスタイルに合わせて，きめ細やかに微調節するのがよい。
- プレガバリンの副作用は，上記以外に肝機能障害，浮腫などが多いが，あまり忍容性は低くない。腎機能障害時には，用量の調節が必要である。

3. ワクシニアウイルス接種家兎炎症皮膚抽出液

- ノイロトロピン® という商品名で，4 錠を 2 回に分けて内服すると決まっている（注射剤もある）。
- かなり多くの患者に処方をしているが，処方医として副作用を経験したことがない。
- この薬剤だけで著効して大満足で診療が終結する，という患者もまたみたことがない。

4. デュロキセチン

- デュロキセチン（サインバルタ®）はうつ以外に，各種疼痛（糖尿病性神経障害，線維筋痛症，慢性腰痛症，変形性関節症）にも適応が拡大されたことから，近年印象として爆発的に処方されるようになった薬剤である。

- 「うつ病の薬！」と動揺する者が患者にも医者にもいるが，心配はしないでほしい。デュロキセチンごとき（失礼）でうつ病は治らない。うつ病はそんな簡単な病気ではない。

- 朝食後に服用とあるが，それでよい。鎮静作用が起こる薬剤ではない。処方時に気をつける点は，腎機能である。腎機能障害の患者には用量を含めて注意する。

- 副作用は，ふらつきだの嘔気だの，いろいろあるにはあるが，何と言っても一番多いのは「ノセボ効果」だと思う。

- ノセボ効果とは，薬理作用からは到底類推されないような，不快な症状が患者に起きてしまうことをいう。言ってしまえば，本当なら起こらないはずの副作用が起きてしまうことである。

- たとえば「サインバルタ®を服用した1時間後にひどいめまいがして立てなくなった。3日間は頑張って飲んだが気持ち悪くて，とてもじゃないが飲み続けられないと思って飲むのをやめた」などの反応である。

- 本来デュロキセチンの作用は弱く，1〜2週経過しても著効というレベルまで達成されることはほぼなく，1〜2カ月くらい服用続けたときに，1〜2カ月前と比べてよくなっているかどうか，というような薬効を期待する薬剤である。

- 「こういうケースにはデュロキセチンが効く！」という「症状観」を実は私はあまり持っていない。ただ，SNRIの「N：ノルアドレナリン」の作用は信じていて，ちょっと元気がなく少し"持ち上げ"たいなと思う患者に処方するようにしている。

5. トラマドール

- トラマール® OD錠，トラムセット® 配合錠，ワントラム® 錠といった製剤があるが，当たり前ではあるが，必ずトラマドール塩酸塩として何 mg なのかを考慮しておく。

- トラマドールは，非麻薬でありながらオピオイド受容体を介した鎮痛効果をもたらす。

- それだけでなく，セロトニン，ノルアドレナリン再取り込み阻害による下行性疼痛抑制系を介した鎮痛効果がある。つまり，トラマドールは「オピオイド類＋SNRI」という性格を持った薬剤である。

- 導入時の吐き気，眠気，悪心，めまい，便秘，嘔吐，肝障害などがないわけではないが，比較的忍容性・継続性のある薬剤だと認識している。

- 導入時の処方としては，個人的には慎重に行っている。トラムセット®（トラマドールで 37.5mg）で眠前 1 錠とすることなどよくある。添付文書のように 4 錠（トラマドールとして 150mg）分 4 で出すなど，到底できない。多すぎる。

- オピオイド受容体を介するからなのだろう。やはり SNRI 単体（デュロキセチンなど）よりも鎮痛効果は速やかに出る印象がある。個人的には頓用にも使える薬剤だと認識している。

6. アミトリプチリン

- アミトリプチリン（トリプタノール®，ラントロン®）は三環系抗うつ薬であり，私自身もずっと「処方しにくい」薬剤だと思っていた。その理由の 1 つとして，抗コリン作用をはじめとする副作用がある。

- 確かに眠気，口渇，嘔気，易刺激性などがみられるが，慢性疼痛の患者には，そもそもうつ病で使用されるほどの用量が必要ないと考えている。疼痛のためであれば，初期量は患者によらず 10mg（分 1，眠前）からでもよい。

- アミトリプチリン導入時の「眠気」は，睡眠障害がある・潜在している患者には，副作用ではなく睡眠の質向上にもつながる。不眠に対して安易に処方するべきではないが，結果的に睡眠の改善に非常に寄与したケースは個人的にもかなり多い。

- 添付文書では「30mg から」とあるが，うつ病診療を専門的にしない当方にとって，30mg はむしろ最大用量である。

- まずは使ってみることをお勧めする。ベンゾジアゼピン系にあるような，翌朝まで残る鎮静作用や，筋弛緩作用がないため，用量が多すぎない限りはむしろ「軽い睡眠薬」としての位置づけに（結果的に）なってしまうこともある。

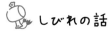

しびれの話

- しびれに関しては，本格的な記述（機序や診断法など）は成書に譲りたく思う。

- あらゆる「しびれ」界隈の説明のうち一番簡単なものは，「しびれは痛みの下位互換」である。

- つまりしびれは痛みの軽いものとあえて考えてしまうということである。臨床的な，そしてざっくりとした理解なら，これでよかったりする。

- しびれに対する，実効的な薬物としては，大体これまでに述べた「痛みの処方」で何とかなったりするものである。これは「消化管の不快感」が「消化管の軽度の知覚過敏」であるという理解の構図と似ているものがある。

- しびれ治療の初級〜中級編は，「しびれ治療は疼痛治療に準拠する」と考えておくことでよいと思われる。

オニマツさんへ

カルテ13：モリタ コウジさん（55歳男性）P112

- オニマツさんは荒れており，やや言い方も強引ではありますが，確かに全部その通りですよね。

- 特に「さほど痛がらない帯状疱疹」をどうするかというのは，臨床的な微妙な問題の1つです（地味でテーマになりにくい）。

- 私はオニマツさんとほとんど一緒で「手ぶらでは帰さない」の方針です。

- 最低でも選択性のある NSAID，あるいは通常の NSAID，プレガバリン，ひどければアミトリプチリンまで併用を考慮します。

- 平穏無事に終われば「慢性疼痛化」しないので，薬剤も中止できて平和に終わります。

- 帯状疱疹は，臨床医にとって「いつものコモンディジーズ」で軽くみてしまう傾向にありますが，患者さんにとっては「恐怖」です。

- これを汲み取り，そして処方という行動で対処し，治癒するまできちんとフォローすることが重要です。

カルテ *14*：オイカワ タカヒロ（49歳男性）P116

- あれ，最近オニマツさんすごいですね。もう全部必要なこと言ってくれていますね。

- そうなんですよ，痛風の診療はスローガン風に言えば，「発作には即座にしっかり NSAID，とても反復するならコルヒチン定期内服」なんですよね。以上です。

- 腎機能が悪いことがわかっていて NSAID がためらわれる場合にはステロイドがよいです。

- 具体的には，強烈な発作で，かつ単回使用に止めるならば，正直どれだけ多くてもよいです。点滴で投与する場合も，理屈的には比較的即時の抗炎症作用を狙うわけなので，いわゆる「パルス量」いっても構わないし，実際奏効するはずです（私がもし痛風になったらそうしてもらいたいです）。

- ただ，多くの医師や薬剤師は私と違って常識的でしょうから，「プレドニゾロン（プレドニン®）1回10mgを初日1〜3回頓用」あたりが了解できる無難なところかもしれません。または説明してわかるようなら，プレドニゾロン1回30mgを初日1〜2回服用させるのは普通くらいだと思います。

- まあ細かいステロイドの話よりも，偽痛風でもそうなのですが，NSAIDをしっかり使う痛みなのだということを習得するために，このコモンな疾患を通して学んでほしいと思います。

カルテ *15*：ミズタ ノア（22歳女性）P120

- これまた最後にオニマツさん，すごいカルテと処方せんを見つけて来ましたね。こりゃひどい。

- 実は最後の「タリージェ®」に関しては，執筆時点でまだ発売して日数が浅く処方経験も十分ではないので，使用感なども私はよくわかりません。

- しかし「なんかメンタルっぽいからベンゾ」って医師は結構いますよね……。「不安」という症状を，「浮腫」とか「呼吸困難」とか「めまい」とかと同列に扱えばいいだけのになって思います。「発熱したので抗生剤」くらいの粗さを感じます。

- ところでこの患者さんのカルテのその後を追ってみたのですが，オニマツさんの推察通りになりました。本当に易怒性が増してしまったので，患者さん自身でこの薬のせいだと感じて服薬をやめたところイライラが治った，という受診記録がありました。
- これはベンゾジアゼピン系の脱抑制の副作用ですね。本当に起こりました。きっと患者さんの言う「パニック」は日常用語としてであり，医学用語としてのパニックかどうかは医師ならちゃんと見抜きたいところですね。
- ADHD特性のある人の，突出する行動や発言が「稚拙で慌てたように」みえることはあり，そのことを自分が認識して「パニック」と自己評価したのかもしれません。

まとめ

- 痛みというのは，日常診療にきわめてありふれていて「ちょっと難しい疼痛」を全部専門外来などに投げていたら，すぐパンクするし，患者も不便だろう。多少は自分たちでやらねばならないだろう。
- 「教わったお薬を処方してポン，効かなかったらすぐ人に相談」というのでは，全く進歩はない。痛いのは患者なのだから，多少医者も我慢して診療をしてあげてほしい。
- 今回示した薬物治療に関する事柄は，あえて病名として示さなかったが，脊柱管狭窄症や坐骨神経痛，偽痛風や変形性関節症などに対しても，広範に応用可能である。
- 長引く，難しい疼痛に関しては，トライアンドエラー，まめなフォロー，創意工夫，非薬物療法の併用などを駆使して総合的にまとめていく感覚である。
- このとき，他職種や家族や友人の協力もかなり心強い。おいしい食べ物の情報とか無駄話をしてあげたり，散歩や外出に誘い出したりするだけでも，慢性の疼痛は和らいでいくものである。

さて5日目の「疼痛／しびれ」、今日はここまでにしておきましょう。
オニマツさんは5日目も相変わらずでしたが、当初のやたらとキレ倒す感じから、何だかしっかり説明する感じに変わってきましたね。
本当のオニマツさんって、どうなんでしょうかね。

まぁでも、あの処方せんはないなと私も思いました。

……さあ明日はオニマツさんはどんな処方せんを見つけてくるんでしょうか？
オニマツさん好みの処方せんがまた見つかるといいですね。

とんぷく話❷

　患者さん自身で自分の症状を理解して，薬の意味も知って，服用という行動を選択し，その後症状がどうなるか様子をみて考える。これが"頓服治療"の理想です。自分の症状の仕組みについて理解し認知していないのであれば，頓服など夢のまた夢です。

　ところで，自分を認知して行動する？？ あの有名な？？ そうです。認知行動療法です。認知行動療法をここでは詳述しませんが，薬の頓用処方は，認知行動療法そのものともいえます。

　病気の人（主語が大きくてすみません）というのは，大なり小なり認知と行動が伴っていないので頓用が下手なのです。私などは「頓用できるようになった」ことをもって改善の指標ととらえたりします。

　頓服は，医師自身が患者さんの「行動」に注目できているのかという観点としても非常に大事です。頓用処方というものが，「お薬のチョイス」の議論ではなく，患者さんの認知と行動に目がいく概念として浸透すれば，世の中によい頓用処方が増えていくかもしれないですね。

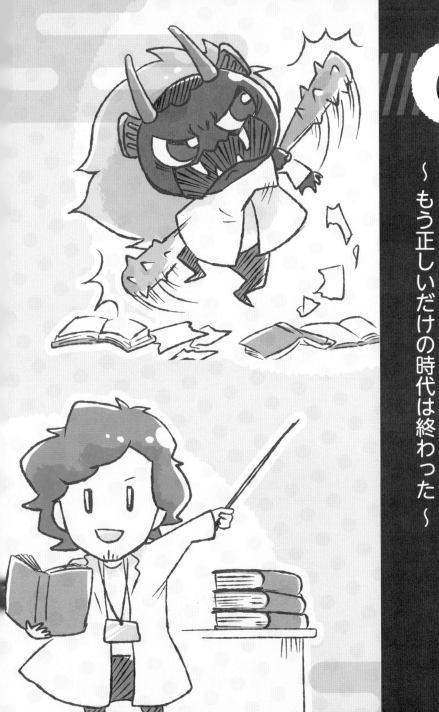

不眠の処方せんをぶった斬り

～もう正しいだけの時代は終わった～

処方せん

患者	イ ナ モ リ　ミ ツ オ		
	85歳	⑳ ・ 女	初 診
	主 訴：不眠　　既 往：脳梗塞（反復），大腿骨頸部骨折		

現在の処方	アムロジン（5）1 錠分 1 朝, バイアスピリン（100）1 錠分 1 朝, 酸化マグネシウム（500）2 錠分 2 朝夕, プルゼニド（12）1 錠分 1 寝る前, マイスリー（5）2 錠分 1 寝る前

施設入所者。前々から眠りが浅い傾向だった。
この 2 週くらい，寝つけず夜間も大声を上げたりして，他の入所者の睡眠を妨げ，施設職員が手を焼いていた。
施設職員（ヘルパー）：
「なんか夜は不穏みたいになっちゃって。強い睡眠薬をください」

O）血圧 138/80mmHg，痩せ型の老人，疎通は困難そう

A/P）不眠

マイスリーで効かず，サイレースへ。

処方	Rp. 1）サイレース（1）1 錠分 1 寝る前　　　　　　　30 日分

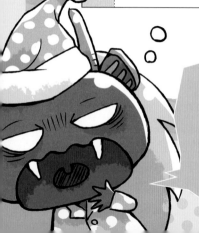

………ぅあ？ おー!! わっ今何時？

ねみーな。起こすなよ。
あ！ そうだよそうだ。ダメ処方せん探してたんだったわ！ でもな〜んか最近ねみぃーんだよな……。ぅお。また寝そうになったぜ……！
なら今日は"不眠"の処方せんがほしいぜ!!!
俺は寝れてるけどな!!

おっとぉあるじゃないか **ヤバそうな処方せん** が。

不眠ってコモンだよな。全部精神科に回すわけにもいかないしな。
きっとどこにでも，こういう不眠のダメ処方せんはあるはずだ！！！

さーてと。**いきなり来たねコレ。**

来たというか，**85歳にいきなりサイレース** かぁ〜，逆にすげえな。
昔，医療安全とかそういう概念がないくらい昔に，

「セレネースとサイレースと間違えるなよ，お前。
　間違えたやついたんだよ笑」

って **鬼ベン**（※鬼にも指導制度がある。鬼ベンとは鬼の指導者のこと）から
教わったことあるけど，それか？ 違うか。

そもそもこの85歳の男性は，「**不眠症**」なのか？ **睡眠障害** なのか？
あっ，ちょっと真面目なこと言っちゃった。

「寝かせてしまえばいい」 って発想はわかるぞ。
でも，**鎮静させすぎて呼吸が止まったらまずいよな。**
まあサイレース1mgくらいでいきなりピタッと呼吸は止まらんとは思うがね。
ただれっきとした **ベンゾジアゼピン系** ですわ。

たとえば全然眠剤飲んだこともないような睡眠障害のないような人が
サイレース1mg飲んだらきっとすごいことになるぜ。**ドロドロだぜ?**

ベンゾの反応性は，意外と事前にわからないもんなのよコレ。
ひょっとしたらめっちゃ効きすぎちゃうかもしれないって少しは考えよう，
な！！

それとー！！このク●処方せんの**最もヤベーところは！！**

そもそもこのじーさん，あれだぜ？

夜中に大声あげて，**炸裂**してんだぜ？

自分を抑えられてないんだぜ？

なんか処方をするもしないも，**素で抑制が効いてない**んだぜ？

すでに抑制が脱してるわけよ。そうそう**脱抑制**だよ。勘弁してくれよ。

そんな状態でサイレースなんていったら悪化よ？

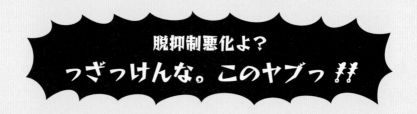

ハァハァハァ。

そもそもこの**マイスリー5mg**の「**2T**」って辺りが臭うんだよ俺には。
プンプン臭うんだよ。

きっとこれ，2，3週前から1錠から2錠に増やされたなきっと。
マイスリー増量で脱抑制起きてるんだよコレ。
マイスリーでも脱抑制起きないわけじゃないからな。
すげえわこのケース。

マイスリー増量で脱抑制してせん妄が悪化したところへ

サイレースでストンですよ！！

なかなか笑えねえな。じいさんの夢見も悪いなきっと。
おっと上手いこと言っちゃったわ。

あともし，経過がもっと急な感じだったら，
せん妄＝睡眠障害と考えるのは愚かすぎるとしても，

高齢者の急なせん妄悪化は
「からだの病気」を考えたほういいんだぜ？

高齢者はうまくものを言えなかったりするし，症状が乏しかったりするからな。
このじーさんもそういうこと考えないとな。
バイタルとか**発汗**とか**ふるえ**とか，そういう**生理変化**に目を向けたいよな。

結局「寝れない」っていうのを，
表現ととらえて**「内実は何か」って考える端緒にすべき**なんだよ。

あっ！！！！
なんかめっちゃ真面目にまとめちゃった！！！！
さっき飲んだジュースに**なんか混ぜただろ??**

じゃあ　ベルソムラ？　　知らん。

　　　ロゼレム？　　　施設の人が待てないだろ。

　　　パキシル？　　　アゲてどうする

カルテ17

処方せん

患者			
	タニウチ　サヤカ		
	34歳	男・(女)	初　診
	主訴：不眠		

病歴	既往なし。 2週前に実の姉が他界した（交通事故死とのこと）。 死後は姉の家族へのお世話やさまざまな事務手続きなどの手伝いなどを，気丈になんとかやっていたが，今週になってからは日中身動きが取れなくなり，家事や食事などの基本的なことも満足にできなくなった。ここ数日はうすら笑いを浮かべたり，普通の会話をしていると思ったら急に涙をどっと流しはじめたりするようになったため，心配になって夫が連れてきた。 夜も寝ていないようだといい，寝れたと思ったら朝早く起きて家事をはじめていたりする。せめてもっと眠れたらと思い受診した。 夫「コロナのせいではないと思います」

O）血圧 108/66mmHg，脈拍 80 回/分，少し表情が固い

A/P）不眠，不安

デパス処方。抑うつもあり，メンタルクリニック受診を勧めた。

処方	Rp. 1）デパス（0.5）3 錠分 3 毎食後　　　　　　　　　　14 日分

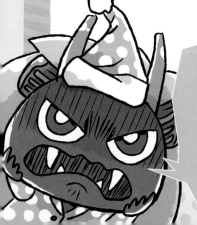

……うあぁぁぁあぁぁ！！！！！

ハアハアハアハア……なんだ今の怖い夢は。
最近悪夢ばっかみるんだよな。死んだ母ちゃんが最後出てくる……。なんかもう違うことしよっと。

なんかこう，俺っをピリッとしてくれるダメダメ処方せんねえかな～。いねが～～～ほんっっっとうにダメな処方せん，いねが～～～～！！

きた……。
ほんとにあった……。

ほんとにデパスって出されるんだな。

いやっ使っちゃダメというわけじゃないんだが，
使う機会が少ないはずだからびっくりしたわ。むしろ レア～。

うんうん。このカルテ，この診療……。

やべーわ笑

久々でちゃったわ，**鬼スマイル。**
鬼に笑われてっぞ大丈夫か？

まずこれ，この担当医は普通にこのケースをどう思ったのだろうか。
「重いな～これは受け止めるのは荷が重いな～だからこれは心療内科だな」
って思ったのか？

そうだよそうだよ。
それはある意味大正解だよ。

お前なんかに診てもらうくらいなら
心療内科に行ったほうがいいに決まってるわ。

あのな。
困りごとに取りあえず対応して，それが自分の力量を超えると思われるときに
は適切な科や医師へ紹介するってことだろ？
で，お前，それのうちのどれかできてる？

いいか？

これはな，**この患者さんがつらいのよ。お前じゃなくて。** お前が不安定なのはどうでもいいわ。それを患者に抗不安薬出して安定させようたってそれ**お前アホか**。ていうか不安を抑えたって全然解決しねーわとにかく出直せお前。

あ！しまった！！
ちょっと詰めすぎたわ…… ﾊｧﾊｧﾊｧ。

とにかくまずすべてを常識的に考えてくれ。
すごいことや **高度なことは一切しなくていい**。
この患者はうつ病か？ 寝られねえからうつ病か？ 不安そうだから不安神経症か？ ついこの間お姉さんを亡くしてるって，別にこれ鬱じゃなくて「**悲嘆反応**」だわ。あとは「**対象喪失**」って言ったり。

要するに 正常の心の動き だわ。正常。わかる？

「不安」とか安易に言ってるけど，不安っていうのは別に必ずしも症状じゃねえぞ。

え！ もしや「不安」って
みんながみんな治さなきゃいけない症状だと思ってる？

え？ 大丈夫？　普通みんな不安になるじゃん。
試験の前とか，好きな人とお話するときも，不安になったじゃん。
なんか **包丁もった人が近所に出た！** って情報聞いたら普通に不安になるよね。

「不安」って言うのは，理屈じゃないやり方で人間の情動に働きかけて，よかれと思ってその人の行動を抑制させたりする。**むしろいいもの** だよな？

素人じゃないからわかるよね，それくらい。

ガハハ。
ダメかお前に言っても。

難しくなんかない。
常識的に面談すりゃいいのに。常識的に共感するの。
「それはつらかったですね…」とか「そりゃ寝れないのも無理もないですよね」
とかだよ。
言われなきゃわからないの？**俺恥ずかしいよ。**
なんか特別な技法で会話しなくたっていいんだよ。
沈黙したっていいんだよ。患者はな，つらくて頑張ってんだよ。
本来の自分も出さずに。**自分を抑えつつ，現実と直面してるの！**

薬で不安を消して，**なかったことのようにするのが一番ダメ**だ。
それ「なるべく考えないようにしましょう」とか「忘れましょう」とか言って
るようなもんだわ。

は！
いやっ，俺もどうかしてた。
この医者もカルテに書かなかっただけで正常な悲嘆と考えて，簡易で常識的な
関わりをしたのかもしれん。

しかしだからと言ってデパス3錠分3はねえだろ…。
こんなんじゃ，**喪失の事実の直面化 ➡ 受容のプロセスが回避される**おそれが
あるぞ。
いっときは薬でいいかもしれんが，それじゃあ別の依存を生んだりする。
薬物治療以外の関わりをもってからでも，デパスは遅くない。

あくまで他にいい選択肢がない場合に検討するべきだったな。

カルテ18

処方せん

患者	エトウ　タカコ		
	64歳	男・⊕女	再　診
	主 訴：眠れない		

病歴

ここ1～2年，もともと寝つきが悪いなどの睡眠障害があり，近医にてマイスリーをもらっていた。

1ヵ月前。明け方に突然の動悸と呼吸困難で死ぬんじゃないかと思い，救急車を要請。搬送先で検査をされたが異常はなく，「精神的なものでは」と言われ帰宅。その後，心療内科クリニックにかかったところ，「ジェイゾロフト25mg分1寝る前」が処方され服用していた。しかしこのころから，深夜あるいは明け方にハッと起きて，しっかり目が覚めてしまい，その後また入眠できなくなってきた。

そこで当院を先週受診し，マイスリーからベルソムラに変更されていたが悪夢をみるようになってしまい，怖くなって2回で服用をやめてしまった。しかしこの3日間，寝つけたとしてもやはり断眠してしまい，再度すぐ寝つけない。なんとかしてほしいと本日受診。

「なんか違う種類のものを出してください」

O）血圧 168/78mmHg, 脈拍 84回/分, 抑うつ気分なし

A/P）不眠, 不安

マイスリー, ベルソムラ効かず。アタP試す。

処方

Rp.
1）アタラックス-P（25）1カプセル分1寝る前　14日分

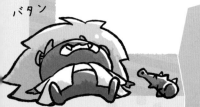

バタン

なんかさ……やっぱ最近悪夢ばっかみちゃうんだよな。
ああ母ちゃん……。早くぐっすり寝られるようになりたい……
そういえば俺はダメ処方を探してたんだった！

あああぁぁあぁぁあぁあ！

あんまテンションあがんねえな。
なーんかこう，愚かな処方せんねえかな～。
いねが～～ダメな処方せん，いねが～～～！！

あった，あった。

いやっ，ほんとにあるんだなダメ処方せんって。
ほんで，ダメな処方せんが出されたカルテっていうのは，大概これまたダメなんだよな。

よく花粉症の薬を「**睡眠薬にもなる**」ってノリで出してる **バ🍐医者** がいるけど，抗アレルギー薬の「眠気」って，鎮静がかかって **ほんとに睡眠が誘導されるような眠気じゃない** よな。
単にボーッとするとか，クラクラっとするとか，能率が落ちるとか，そんな感じの「**ウソっこの眠気**」なんだよな。
「眠れない」って苦しみを知らないお気楽ドクターが多いんだよ。

花粉症の薬なんかで眠れるかってんだアホか。

ちょっと鬼らしくなくプロファイリングしちゃうけど，
まずこれ，こういう処方しちゃうのって，古い医者だよな。

20年前とかの病棟の入院指示で，「不眠時」とか「不穏時」の大体2番目が
「**アタ P(50)1A 筋注**」だったりしたんだよ，マジで。

でもこれ，大真面目に眠らせようとしての処方じゃないんだよね。

アタラックスPってのが
そもそも **抗ヒスタミン薬で**，まあある意味 **無難だから**なんだよな。

ほら，ハロペリドールとかだと悪性症候群になっちゃうかもしれんだろ？
抗ヒスタミンのあの独特のフワッッとした感じが眠気にも似て，
まあ不安・緊張をとる方向に向かわせるわけよ。

まあ今の世代の新しい抗アレルギー薬と違って古典的な抗ヒスタミン薬だから，
注射でブッ込めば 催眠作用を得られて適度に眠らせられたこともあったけどな。
まあそんなのはもう投与前から寝れる寸前だったんだよ。

いや実は今回のダメ処方せんはこれだけじゃないんだわ。
カルテ見てくれよこのダメ経過。

普通に読めば，
ジェイゾロフト処方されてから睡眠おかしくなってる
ってわかるよね。

あーわかんないかー。そっかー。
でもこれ難しかったかな！ ごめんね～。

SSRIって，「不眠」って副作用がかなりあるのよ。現実的には。
え，臨床やってる？ みんな傾眠を恐れて，**夜服用** にしちゃうんだけどな！

ただいただけないのは **このタイミングでベルソムラ** ってところだよな。
こんな複雑そーな患者に，さっくり思慮なくベルソムラはないよな。

あ？ なんか今回共感えられにくい？
まあいいや，俺も疲れてきた……。

たとえば高齢者がもしせん妄で寝れてないのだとしたら，
ベンゾ出したらせん妄悪化させちゃうかもしれないよな？

「そういうときにベルソムラはいいかもしれない」って
駅向こうの**鬼バ**（鬼バックスコーヒー）で女子高生が言ってた。
いまいち俺にはベルソムラにする必然性がわからねぇ……。

この患者ではジェイゾロフトが睡眠障害の悪循環に一役買っていたが，
だからと言ってジェイゾがマズい薬・ヤバい薬ではないんだよ。

朝，飲めばいいんだよ。 朝分1。

SSRI は **朝派** と **夜派** がいるんだぜ，鬼的にはな。
サインバルタが朝，内服じゃん？ SSRI もああなりゃいいのに。**ケッ。**

たぶんこの心療内科では，**パニック** とか **全般性不安障害** として SSRI を出さ
れたんだろうな。
うつ病じゃねえぞ，きっとな。
それはお前らもわかるよな？

そうそう，この前 **鬼局**（鬼の詰所）で **鬼仲間** と，「入院中の不眠時指示」
は何がいいかって話してたんだけど，たぶん **レスリン** なんじゃないかな，
ということになった。

マイスリー，あれ結構 くらっくらっ するよな。

コケるわ。お年寄りは。

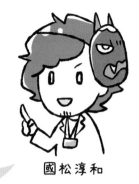

なんかオニマツさん……怒ってばっかでもないんですね。
いろんな表情や言動を見せるオニマツさん。
むしろ誰よりも人間らしい気がしてきました。鬼なんですけどね。

今日は「不眠」でしたか！
これまた重要のテーマを……。
守備範囲広いですね，オニマツさんさすがです。
それでは今日も解説に参りましょう！。

國松淳和

■ 不眠に対する処方をマスターしよう！

　まずは日常的な不眠診療についてざっくり解説していきます。その後に「薬物治療」を中心に述べていきます。

　睡眠／不眠のこと全体を述べるには，かなり包括的な記述と紙幅が必要です。そのため，あえて薬物治療に特化し，日常診療に近い視点からの不眠への薬物治療を意識したいと思います。難易度・複雑さ別に，松・竹・梅のランクに分けて解説していきますが，まずは何はともあれ日常的な「不眠」の問題について，あれこれ概説していきますね。

◎ 不眠診療のキホン

- 「睡眠薬を安易に処方してはいけない」「まずはどんな不眠なのか」「他疾患も除外」「ライフスタイルの見直しと生活改善！」「カフェインやお酒を避けよう」などという言説は，いずれもその通りではあるが，「眠れないことのつらさ」に目を向け，ただちに対処はしないことの言い訳に使われていないだろうか。

- 「不眠にはちょっと関わりたくない」ということを，"正しき小癪な知恵"でごまかしては，患者の苦痛除去は遠のく。

- ただ「寝つけないが，寝てしまえば朝まで寝られる」「寝つけない」「寝られるが，途中で起きる・眠りが浅い」「日中とにかく眠い」くらいは聞き分けるようにしている。

表 1　不眠を訴える患者における最初の問診のポイント

- ✓ 「寝つけないが，寝てしまえば朝まで寝られる」のか
- ✓ 「寝つけない」のか
- ✓ 「寝られるが，途中で起きる・眠りが浅い」のか
- ✓ 「日中とにかく眠い」のか
- ✓ そもそも何がつらいのか。昼間のパフォーマンスが保たれているか
- ✓ 夜間にだけ増悪する疾患が，眠りを妨げていないか

- これらの「聞き分け」を，病態の鑑別のためとか，薬物の選定の手掛かりにするため，といったように気負うべきできない。患者は話を聞いてもらうことをまず望んでいる。

- 医師が，仕事として，患者の不眠に関心を寄せることは必要であり重要である。表1に示すポイントを，ほぼ雑談としてできればお互いの気負いは少なくなる。

- 患者が自分の問題のうち何を「不眠」と置き換えているのかを探ることができると，なおよい。たとえば，友人や家族が6時間寝ている人が多く，それと比べると自分が4〜5時間しか寝られていない！ ということだけを（本気で）問題視していることもある。

- あるいは昼間のパフォーマンスの悪さを，いつしか睡眠のせいだと置き換えていることもある。つまり，本当に睡眠の質が悪いかを，問いただすことからはじめてもいいくらいである。

- 前述したように，「睡眠時間という数字」を意識しすぎるあまり，その数値に至らないことをもって不全感を感じている患者がきわめて多い。適切な睡眠時間には個人差があり，適切さは「時間数」で評価するのではなく，自分の満足度や日中のパフォーマンスで決めるのだということを知らない患者が多すぎる。

- 「睡眠時間で睡眠の良し悪しを決めるのをやめましょう」と言ってあげることからはじめてもよいと思われる。

- 「寝つけるが，起きてしまう」という場合は，過活動膀胱や口渇，気管支狭窄や冠動脈攣縮など，ある程度の自律神経障害が存在していることを意識しておきたい。心不全や気管支喘息などの併存にも注意したい。

- 「日中とにかく眠い」のは，薬剤性を考えるとともに，睡眠時無呼吸症候群

を考えておきたい。

- 薬剤性とは，薬剤の副作用のことであり，眠気を及ぼす薬剤を朝から飲んでいる場合や，眠前薬の作用が強いあるいは容量が多いために，眠気が続いている可能性を考える。

- 疼痛がメインとなる病態は，高率に睡眠障害を起こしている。臨床医が肝に銘ずるべきは，だからといって，その疼痛が睡眠障害のせいだと決めつけるべきではないということである。痛いせいで，睡眠が妨げられているのである。医者がこれを錯誤してはならない。

- どのようなアプローチでもいいが，まずは患者の意向に沿う形で「不眠の訴え」に関わってみないと，患者は医師に心を開かないだろう。

- つまり，いきなり「それは寝るのが遅いからだよ！ 早く寝て生活サイクルを見直さないと！」などと言われたら，患者はもう何も話す気は起こらないだろう。薬剤師も，発言に気をつけたい。正しすぎる薬剤師は，多い。

- いろいろなことを考えていろいろしてくれる医療者に，患者はついてくる。もう正しいだけの時代は終わったのである。

- 「睡眠薬がほしい」と言われたら，正しくなくても，試しにちょっと出してみるといい。その後同じように処方を求められて漫然と同じ処方をするだけではダメだが，そこから話を広げられたらいい。

- 「寝つきが悪い」と言う患者は，相対的に不眠以外の心身的要素があることが多い。たとえば「不安」や「疼痛」である。睡眠導入剤よりも，前者には抗不安薬のほうが効くかもしれないし，後者には鎮痛薬のほうが効くかもしれない。

- 不眠と聞くと「うつ病」かもしれないと考える諸氏もいるかもしれないが，うつ病であれば「寝つきが悪い」以外の症状が必ずあるはずである。ないように思えても，それが明るみに出ていないだけである。

- 「単なる入眠障害」に隠れて実はうつ病，というケースに，うっかり睡眠導入剤を出してその薬効のために失敗，などということはない。むしろ失敗となりうるのは，「入眠障害」以外のことにずっと気づいてあげられなかった場合である。

- 睡眠導入剤を出すことを躊躇しなくてよい。してはいけないのは，一見睡眠導入剤で安定してみえる人に何も関心を示さないことである。

🍵 不眠診療 「梅」

　では不眠診療の「梅」に参りましょう。「梅」のレベルは，特に複雑そうではない患者が，はじめて不眠を訴えたくらいの状況と考えてください。

　薬物治療，はじめの一歩といったところでしょうか。

- まず，そもそも「入眠障害だけ」という人なんているだろうか。

- 入眠障害がある人は，熟眠障害もあることが多い。それでも入眠だけが問題だという患者は，その入眠障害の原因に心あたりがあることが多い。たとえば，「音」などである。あるいはストレス因を即答できることも多い。

- 騒音そのものもそうだが，就活や試験前などの緊張の連続，来客が続いたり親戚が何泊かしに来ていたりなどのやむを得ない状況の出現によって，神経が過敏となり，結果的に音過敏から寝つきが悪くなるなどの現象もある。

- またわれわれ医療従事者だと，夜間当直などの時の「コール」がそれにあたるであろう。嫌で怖い当直業務，いつ鳴るかわからない内線の音。まだ鳴っていないのに，ビクビクしてしまい，なかなか寝つけない。

- こういう悩みは実に多い。この種の不眠の申告に，「アンチ眠剤・ライフスタイル改善派」の諸家はどう答えるのだろう。あるいは，何を提案すればいいだろうか。

- これにはなかなかよい答えはない。たとえばゾルピデム（マイスリー®）少量投与だと，入眠はできてもコール音に気づかないとか，起きて歩行しようと思ったらフラフラしてしまうかもしれない。ラメルテオン（ロゼレム®）はこの状況には，全然合わなそうである。

- このような人は，当直業務であれば，その任務から解放されたらあっさり治る。つまり一過性に，急に適応障害のようになっているのである。

- こういうとき，一時的に横になろうという際には，漢方薬の酸棗仁湯が合うと思われる。仮眠を取る前に一包飲めば，少し気が楽になる。寝やすくなる。当直の前日くらいから憂うつになるような人は前日から飲んでもいいだろう。

- 実はこの「当直回数が多くて疲れ切ってしまった人」は酸棗仁湯のきわめてよい適応と思われたので例示した。ほかに，職場で上司からいつも怒鳴られるなどのパワハラや嫁姑問題のような家庭内トラブルからくる不眠や不安でも，いくぶん酸棗仁湯で和らぐ。

表2　不眠の漢方治療

- 黄連解毒湯
- 帰脾湯・加味帰脾湯
- 抑肝散・抑肝散加陳皮半夏・大柴胡湯・柴胡桂枝乾姜湯
- 半夏厚朴湯
- 温経湯

- •「不眠」をキーワードに漢方を使う場合，表2のようなものが挙げられる。

1. 漢方薬

- •「不眠に漢方」。一見耳触りはよいが，しっかりとした鎮静・催眠がえられるわけではない。睡眠以外の不調に介入するイメージであることを忘れない。
- • たとえば黄連解毒湯は，イライラのみならず，のぼせを伴うものや，高齢者であれば不穏・せん妄状態による不眠にも，はじめの一手としてよいかもしれない。
- • 抑肝散など柴胡剤入りの漢方は，もちろんイライラでもいいであろうが，それが不安や緊張に裏打ちされたものであれば，より合うだろう。
- • 帰脾湯は，とにかく疲れ切っている人のイメージで，眠れないというか，オーバーワークすぎてそれこそライフサイクルがバラバラで，昼まで寝てしまったり，むしろ疲労が溜まり過ぎていつも眠く過眠気味の人によいかもしれない。
- • 酸棗仁湯を含めて，あれこれ試してみるのもよい。

2. ラメルテオン（ロゼレム®）

- • 就寝時間と起床時間が移り変わっていく人生のフェーズにある年齢帯（思春期と更年期〜いわゆる定年退職後くらい）の睡眠の悩みによいと思われる。
- •「自分が思ったように眠気が訪れないことを少し気にする」という状況に合うため，「寝床に入る直前に服用して眠る」のではなく，」「服用後，いつもどおり読書や勉強をしてもらって，眠気がもし来たら横になって」などと教える。
- • この服用方法でよいので，可能な限り定刻に服用させる。20時とか22時などと取り決める。

- 思いがけず反応がいいこともある（※関係ないが，これは酸棗仁湯の場合もありえる現象である）ため，最初は少量がいいかもしれない。半錠や1／4錠など。

3. ゾルピデム（マイスリー®）

- しっかりとした入眠困難があって，漢方薬や生活改善などでは奏効していない非高齢者であれば，個人的にはあまりためらいなく処方している。
- 10mg要することはめったになく，5mgを1シート処方して試させ，強く感じたら，自分で半分に割って飲むように指導することが多い。
- 短時間作用型のベンゾジアゼピン系と立ち位置をそこまで変えなくてよいと思われるが，「ゾルピデムなら安全」と考えるべきではない。十分，ふらつきや転倒のリスクはある。

4. トラゾドン（レスリン®）

- これはきわめて質の高い良い薬である。「抗うつ剤」と気負う必要は全くない。
- 少なくとも，カッカしている人，テンションが高い人，過活動な人などに対して初手から使うわけではない。
- ややしんみりした雰囲気で不眠を訴える患者全般にフィットする。高齢者でもよい。
- ベンゾジアゼピン系やゾルピデムなどが強すぎると感じる者，あるいはそれらでは効かなかった者，どちらにも試してよい。頓用的に使用してもよいと思われる。

5. スボレキサント（ベルソムラ®）

- オレキシンは視床下部ニューロンから産生される神経ペプチドで，覚醒状態の維持にはたらいている。
- オレキシンは危機下，栄養不足・飢餓状態などで増加する。これは，「眠ってしまうと敵に襲われて命の危険があるといった状況」に対する生体防御機能とされる。
- スボレキサントはオレキシンがオレキシン受容体に結合するのをブロックす

る薬剤である。ゆっくり眠りにつける，自然な眠りを催す，などの触れ込みが流布しているが，どこが自然だ？　と個人的には思う。むしろ不自然ではないか。

- スボレキサントには，「悪夢」という有名な副作用があり，これは継続が困難になる深刻な副作用である。

- きっと，オレキシンは生体に必要なのだと思われる。オレキシンが増加していることで保っている「何か」があるような人に，安易にスボレキサントなど投与していけない。

- 2020 年執筆時点では，本剤の使い勝手がわからないでいる。悪夢さえなければ，「効かない薬」として重宝できるのに，と思っている。

🍚 不眠診療 「竹」

　次は「竹」にいきましょう。「竹」の目安は，単純から複雑への橋渡し的なフェーズです。つまり，うつが隠れているとか，せん妄との並存であるとか，器質的な疾患が潜んでいるとか，1 剤目で奏効しないだとか，そういう「不眠」です。では参りましょう。

　ここでは一部，「病名がなくてもできること（國松淳和著，2019 年，中外医学社）」を底にした記述であることをここに明記します。

1. 低酸素と身体不快を見抜く

- 夜間に睡眠が妨げられる器質的な要因として，「低酸素」と「身体不快」がある。

- まず低酸素では気管支喘息，心不全，睡眠時無呼吸症候群などが挙げられる。夜間に低酸素になる状況は，不眠の原因になる。

- 気管支喘息は，表3 のような内容を問診することで疑える。

- 心不全も見抜いておいたほうがいい。これは「フィジカル」がないと無理だと思っている医療者がいるが，そんなことはない。

- 表4 に，心不全徴候の有無を見わけるためのポイントを示した。

- 表4 のような事柄に当てはまる患者は，一言で「不眠」といっても，夜間に心不全を起こしているかもしれない。

表3　気管支喘息を疑うきっかけ

- ✓ 気管支喘息や慢性咳嗽の既往
- ✓ ほかの何らかのアレルギー歴
- ✓ 受動喫煙を含めた喫煙状況
- ✓ 気管支喘息の家族歴
- ✓ 「夜間・早朝に喘鳴・呼吸困難・咳嗽がひどくなり，日中に楽になる」という病歴
- ✓ 春や秋など，季節の変わり目に悪化する
- ✓ β遮断薬の内服

表4　心不全徴候を見抜くポイント

- ✓ 心不全の既往や入院歴がある
- ✓ 心疾患で循環器内科かかりつけあるいは循環器薬の処方を受けている
- ✓ 弁膜症や心房細動の既往がある
- ✓ 心疾患の家族歴がある
- ✓ 放置された高血圧症がある
- ✓ 何年も健康診断を受けていない
- ✓ 夜間だけでなく日中にも軽労作で呼吸困難がある
- ✓ 塩分の高い食べ物の食習慣がある
- ✓ 体重増加がある

- 断薬していないかなどに注意を払える端緒にもなる。診察しなくていいので，立ち話や薬局カウンターでも気づけるかもしれない。

- 次に「身体不快」であるが，これは「ストレス」と一言でまとめられるが，それの最たるものは「疼痛」であろう。とりわけ慢性の疼痛は，眠りを妨げるほどの身体不快となる。

- 要因としては，がんや多発性骨髄腫のような悪性疾患，線維筋痛症などの一種の疼痛性障害，関節リウマチのような疼痛をきたす炎症性疾患などがある。

- むずむず脚症候群やパーキンソン病なども，身体不快となるし，パーキンソン病とうつ病の共存がコモンであることは有名だろう。

- 過活動膀胱も，夜間の身体不快の原因の一つであり，睡眠障害の要因になっていることがある。

2. ワンランク上の「竹」薬剤選択

- まず,「梅」で取り上げた薬でやってみたがうまくいかないという話から入る。

- 漢方薬に関しては,複数併用するのもよい。また,他の漢方薬ではない薬剤と併用するのもよい。

- たとえば,不定愁訴的な,慢性の非器質的身体症状がある人であれば,茯苓がかぶるものの「酸棗仁湯＋半夏厚朴湯」などはよき睡眠の補助薬としていいかもしれない。

- トラゾドン（レスリン®）の最小単位である 25mg で今ひとつである場合は,普通に 50mg 上乗せとしてよいとも思われるが,トラゾドンに酸棗仁湯や加味帰脾湯をかませてみるのもよい。

- またトリアゾラム（ハルシオン®）などのベンゾジアゼピン系の睡眠薬を服用中の患者が,用量の追加を所望した場合にも,その通りにする前に,漢方薬やトラゾドンを併用してみるのも手である。

- 抑うつ気味かどうかは,頑固な睡眠障害のほか,抑うつ気分や食欲低下などの身体症状などを伴うか,などによって総合的に判断する。

- 抗うつ薬に飛びつけばいいというものでもない。トラゾドンは使うとして,ほかに加味帰脾湯や六君子湯,香蘇散などの併用,スルピリドの併用などを検討するとよい。

- また「抑うつ的」と判断する前に,「抑うつではなく,"不安"ではないのか」と考えなおすことも重要である。「不安」というのは医学用語である。医師の不安ではない。

- イメージとして,抑うつは活動が低下して,いかにもアドレナリンが低下している感じである。不安は,緊張とセットになっていて,個々の生理的活動はむしろ活発であって停滞はしていないが,強いていえば空回りして,焦りソワソワした様相となっていることである。

- 不安が強い場合は,かえって素直にベンゾジアゼピン系がいいのかもしれない。少量（0.5-1.0mg）ロフラゼプ酸エチル（メイラックス®）などがよいであろう。

- 「いくら使っても改善しない」というときにはじめて,ミルタザピン（リフレックス®,レメロン®）やアミトリプチリン（トリプタノール®）,あるいはメジャートランキライザーなどを使うべきである。

ミルタザピン（リフレックス®，レメロン®）

- 立派な抗うつ薬ではあるが，他剤にはない鎮静作用と，食欲亢進作用があり，抑うつ的である不眠の患者には適する。

- 思いがけず鎮静が強くなってしまう場合があるため，15mg の半錠（7.5mg）などからやってみるとよい。30mg でもキョトンとしている患者は，本物のうつ病かもしれない。あるいは服用していない。

オランザピン（ジプレキサ®）

- いわゆる抗精神病薬である。内科では最小単位で十分である。

- 「抗悪性腫瘍剤（シスプラチン等）投与に伴う消化器症状（悪心，嘔吐）」という保険適用からもわかるように，要するに消化器症状に非常に良好である。

- 頑固な嘔気や食欲低下のある患者に不眠があって，鎮静もさせたいようなときはオランザピンが合う。ただし，体重増加が難点である。

ペロスピロン（ルーラン®）

- 抗精神病薬だが，セロトニン 5-HT$_{1A}$ 作用があるため，錐体外路症状を軽減し，しかも抗不安・抗うつ効果を併せもつ。

- 加えて半減期が短く頓用に向き，また鎮静作用の部分でいえば持ち越しが少ないともいえるので，素直に定時眠前薬として使いやすい。

- 高齢者のせん妄にも使えるので，ベンゾジアゼピンをさまざまな理由で避けたいような患者に実にフィットする。

🍵 不眠診療 「松」

　さあついに「松」です！ この「松」では，より細かく，複雑に，という内容です。エッセンスに絞って説明しますのでぜひついてきてください。

　「松」の目安は，「複雑／complicated」というものです。「竹」よりもさらに多因子で，重層的なイメージです。最近，多疾患併存状態（multimorbidity）とかいう概念をなぜか臨床に持ち出す動きがあるそうですね。それは「臨床研究用語」らしいのですが，われわれのような実務家・臨床医にとっては多問題を対処するのは「以前からずっと当たり前」ですよね。気にせずに参りましょう！

表5　國松が使う抗不安薬としてのベンゾジアゼピン系

① リーゼ®
② ワイパックス®，ソラナックス®，（デパス®）
③ メイラックス®，ランドセン®
④ レキソタン®

1. とはいえ「ベンゾ」：その使い分け

- ここでは不眠というより，「鎮静作用をもつ抗不安薬」としてのベンゾジアゼピン系の使い分けについて，私の個人のプラクティスを中心に解説する。

- 表5に，私が処方することがあるベンゾジアゼピン系抗不安薬を示す。

- なお（　）を施したエチゾラム（デパス®）は，比較のために掲げた。他医からの継続処方をすることもあるであろう。

- 入眠の補助という点では，②や③がよいとは思われる。この場合，②は睡眠導入，③は睡眠（鎮静）の維持によい。

- 半減期が短いという点からは，通常の不安時の頓用で使うなら①か②である。

- 作用のピークが早いという点では，どれも早いといえば早く，エチゾラムが一番遅いくらいである。

- エチゾラムは，これが欠点でもあるのだが，効果の強さのわりに半減期が短い。依存が形成されやすい条件が揃った薬剤といえる。

- ロラゼパム（ワイパックス®），アルプラゾラム（ソラナックス®）はほぼ変わらないといってもいいが，ロラゼパムのほうが抗不安作用はやや強く，また抗けいれん作用もある。ともに筋弛緩作用は強くなく，以上からこの2つは一般的な頓用に向く。

- エチゾラムは筋弛緩作用も含めて，とにかく「効果を挙げた」ということが印象に残る薬剤である。

- クロチアゼパム（リーゼ®）は，②の下位互換な薬剤である。患者から「とにかく軽いものを」と言われたときなどによい。弱く，効果は早い。

- ③の特徴は，とにかく半減期が長いことである。通常は眠前の1回内服で問題ない。

- クロナゼパム（ランドセン®）は，イメージとしては抗不安作用も筋弛緩も

鎮静作用もある程度あり，用量さえ低めを保てば非常に使いやすい。エチゾラム依存（3錠分3を抜けられないなど）をクロナゼパム単剤に置き換えて，これを漸減するなども賢い。

- ロフラゼプ酸エチル（メイラックス®）は，クロナゼパムと比べて，筋弛緩や鎮静作用が少なく，一方で抗不安薬としてしっかり作用するため，①や②の薬剤を頻回に使う患者，あるいは頓用が下手な患者などに非常によく合う。内科系の身体症状を扱う外来では必須の薬剤である。0.5mg分1から試すとよい。

- ブロマゼパム（レキソタン®）は，エチゾラムと比べると作用のピークまでが早く，抗不安作用や筋弛緩作用が十分で，抗けいれん作用もあるくらいである。

- 鎮静・催眠作用が，エチゾラムやジアゼパム（セルシン®，ホリゾン®）などより著しいわけでもなく，この点やはり頓用に向いている。複雑な背景を持った過換気発作などによいかもしれないが，その適応は慎重にすべきである。

- さらにブロマゼパムは，個人的には「こういう場面で」という適応があるのだが，ここでは内緒とする。医療従事者であれば，会ったときに直接聞いてほしい。

2. 身体不定愁訴を伴う不眠

- 結局ただの不眠よりも，身体の症状を伴った睡眠障害のほうが断然難しい。

- ここまで，疼痛などについては解説をしてきた。とにかく，身体の慢性的で不快な症状がある場合には，容易に睡眠に悪影響が出る。

- 実際に器質的な身体疾患があることが，直接的にも間接的にもそれが負の要因となって，やはり不眠の原因になる。

- 身体疾患を治す，除く，その身体症状を軽減する，身体疾患の受容する，などの介入やプロセスを経る必要があることが多い。

- 身体疾患の話になると多彩かつ莫大になってしまうので，ここではトピックについて触れるに留める。

- たとえば口渇や口腔乾燥は非常に不快で，それだけで不眠の原因になる。もちろんそれらをきたす疾患を検討することは大事である。しかし実際には薬剤の副作用や，咽喉頭異常感症／ヒステリー球があったりする。しかも複数

共存することもままある。

- 咽喉頭異常感症／ヒステリー球は，大まかにいえば，胸〜喉元にかけての範囲内の身体不定愁訴全般をいい，漢方では半夏厚朴湯がジャストフィットする。

- それで不十分な場合は，SSRI がよい。もちろん併用していい。SSRI は口渇の副作用はひどくないので，導入できれば症状をうまく改善できることも多い。それによって睡眠時の身体不快が軽減できれば，という発想である。

- また先に述べたが，過活動膀胱も，睡眠に困っているならばきちんと拾い出してあげるべきである。

- 適切な薬剤で，少しでも夜間排尿回数が減らせれば，それだけで睡眠全般の満足に繋がることがある。

3. 薬剤性（アカシジアも含めて）

- 薬の副作用で睡眠に支障が出ていることがある。

- ステロイド，テオフィリン製剤など，いかにも想起しやすいものはよいが，たとえば眠前内服とされたセルトラリン（ジェイゾロフト®）などで明瞭な覚醒を生じていることもあるので注意されたい。

- ごく軽度のアカシジアが，不眠の原因になっていることがある。これに注意しておきたい。たとえば「竹」で登場したミルタザピンなどは，アカシジアが出やすい。

- さらに，今回解説した薬剤のうち，トラゾドン，ミルタザピン，オランザピン，ベロスピロン，SSRI など，すべてアカシジアが出かねない。

- ただしトラゾドンでは多くない（ほぼ起きない）。ちなみにスルピリドも，用量を多くしない限り起きにくい。

- 不眠のためによかれと思って自分が処方しているまさにその薬剤が，軽度とはいえアカシジアの原因薬剤になって不眠をつくっているかもしれないなど，皮肉でしかない。よって気をつけたい。

🍽 オニマツさんへ

カルテ *16* ：イナモリ ミツオさん（85歳男性）P140

- オニマツさん，けっこうしっかりベンゾの注意点を述べていますね。怒りながらもさすがです。すべてその通りだと思います。

- 確かにゾルピデムというのは油断ならん薬剤でして，2種類あるω受容体（睡眠に関与するω_1受容体，筋緊張に関与するω_2受容体）のうちω_1受容体だけに作用する薬剤，ということになっています。

- しかしω_1受容体は，いくら筋弛緩にあずからないとはいえ，大脳新皮質や小脳に多く存在するとされ，ゾルピデムによってω_1受容体が作用すると，なんというか，人によってはクラックラする場合があります。フワフワしてラリってしまう感じになったりもします。

- ゾルピデムが弱いと決めつけることのないようにしましょう。高齢者ではいつでも転倒に注意です。

カルテ *17* ：タニウチ サヤカ（34歳女性）P144

- このケースは……正直涙なしには触れられませんね。すべてオニマツさんが熱く語った通りだと思いますよ。

- こういうときこそ，何か出したいのであれば漢方薬ですよ。酸棗仁湯や加味帰脾湯がいいんじゃないですか。

- 食欲低下があれば，スルピリド50mgを眠前などに。

- どうしてもどうしてもベンゾを出したければ，そうですねえ，ロフラゼプ酸エチルを1／4錠眠前とかどうでしょう。

- オニマツさんは正論ですが，「薬で不安を消して，なかったことのようにする」という言い方は，個人的にはそうなのかな？ と疑問に思うこともあります。

- 「カケラ」のようなロフラゼプ酸エチルを飲ませ，どうせそれでは不十分なのですから（不安をバシッと消したりはしませんよ），薬で少しだけ正気を保ってもらい，その上で必要な悲嘆のプロセスを経てもらえばいいじゃないですか。

- ひどく痛がる腹痛の患者に対して「診断がわからなくなるから，腹痛の鑑

別が終わるまで鎮痛はするな！」みたいな構図に思えてならないです。

カルテ 18：エトウ タカコ（64歳女性）P148

- いやあ，これもまたひどいですね。つまり SSRI の覚醒作用で睡眠障害になっていたわけですね。しかもスボレキサントにいき，そして抗ヒスタミン薬へ。混乱が過ぎますね。

- とにかく SSRI をなんとかしたいですね。変えるか，朝内服にするか。

- その上でまだ睡眠障害があれば，トラゾドンがいいかもしれません。ロフラゼプ酸エチルなどのベンゾでも普通によさそうな症例です。ベンゾを避ければいいってもんじゃないですよね。

- あとはもうオニマツさんが大切なことを全部述べてくれている気がします。

さあ6日目の「不眠」が終わりました。今日はここまでにしておきましょう。
オニマツさんのおかげで今日もたくさん勉強できました。
オニマツさんは相変わらず怒ってましたが……。

まぁ，あの処方せんはないなと私も思いました。

……さあ明日でオニマツさん降臨から7日目になります！
明日はどんなことでキレ倒していかれるんでしょうか？

あっ！ 確かオニマツさんは例年，1週間しかこちらの世界には来ないはず……。
ではオニマツさんの人界最終日を皆で見届けましょう！

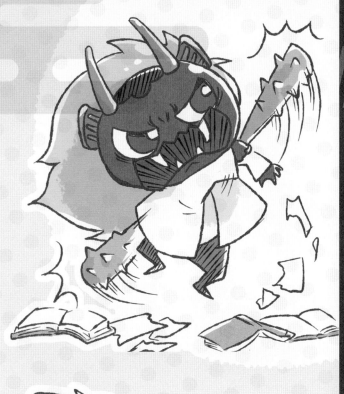

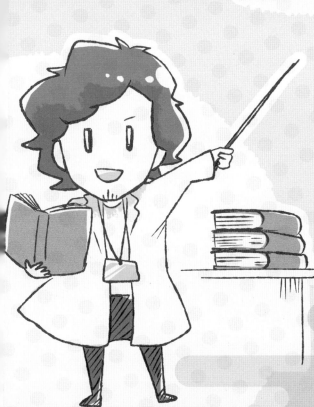

ポリファーマシーな処方せんを ぶったぎり

～医師と薬剤師、お互い関われよっ～

処方せん

患者	イイダ　ユリエ		
	66歳	男・**女**	初　診
	主　訴：ふらつき		

病歴	前々から腰痛があり，最近は下肢も痛くなっていた。整形外科にかかり，デパス，セレコックス，テルネリン，ミオナール，リリカを処方されていたが奏効せず。さらにはふらつきがあまりに増すので受診した。整形外科の担当医に「リリカ のせいではないか」と尋ねたが，「リリカ？ この量じゃそんなふらつかないよ」と取り合ってくれなかった。「なんかよくわからない。ぐるぐるしてる気もする」

現在の処方	①デパス(0.5)3錠分3　②セレコックス(100)2錠分2 ③レンドルミン(0.25)1錠分1寝る前　④テルネリン(1)3錠分3 ⑤ミオナール(50)3錠分3　⑥リリカ(25)2錠分2 ⑦サインバルタ(20)1カプセル分1朝　⑧ノバミン(5)1錠分1朝

O）血圧 138/82mmHg，めまいなし，眼振なし，
　　ほか神経学的異常なし

A/P）ふらつき，回転性めまい？

抗めまい薬で様子見る。

処方	Rp. 1）メリスロン（12）3 錠分 3 　　セファドール（25）3 錠分 3　　　　　　　14日分

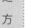

……なんか疲れてきたな。なんか人間界って，大変じゃない？ だめだ鬼的には。1週間が限界だわ。ダメ処方せんまだ楽しんでいたいけどダメだ……。おれ今日帰るわ。あと3つくらいでもう鬼ヶ院に帰るわ。

つーことで探すぞぉ～ダメ処方せん！
とにかくたっくさん薬飲んでる患者～！

そういう患者のダメ処方せん，いねが～～～！！

最終日は 6 個以上の薬が処方されてる患者のカルテだ。
鬼界でいうところの「**鬼ファーマシー**」ってやつだ。

人間界だと確か"**ポリファーマシー**"って言ったはずだ。
なんだ**ポリ**って。ポリンキーかよ！ まあいいぜ！

おっとぉ，あったよ。すぐに。
最終日だし，探すのもうダリかったからラッキーだわ。
しっかしほんとにたくさん薬飲んでんだな。すごいわ。

しかしこの処方せんは……。
さては最終日だからって**俺をダマしてないよな？ ドッキリ？**
まずこの「現在の処方」すげえな。これはきちいわ。
見てるだけでフラフラするわ。

こういうのっていつも思うんだけど，
実際にこういう薬を自分で飲んだことってないんかな。
デパスはともかく，ミオナールとかリリカとか。ないんだろうな。

普通にめっちゃふらつくぞ。テルネリンもクラクラする。

ノバミンとか，サインバルタを出す時に抱き合わせにする人やたら多いけど
普通に統合失調症の薬だぞ。
メジャートランキライザーだぞ。

この患者は 1 錠だけども普通に「**ノバミン 3T3×**」出す医者とかいるからな。
そもそもサインバルタの嘔気？ はたぶんメジャーじゃ予防できんぞい。
まあこの話は長くなるからやめとこう。

いつか鬼界の鬼門商店街で偶然，俺に会ったら聞いてくれぃ。

しかしこの処方……デパスは筋弛緩目的だろうが，
どうせならここにギャバロンとか加えて
『**筋弛緩フルコンボ** （ミオナール・テルネリン・ギャバロン・デパス）』
を完成させてほしかったな。
とにかく筋弛緩させたいんだなこの先生は。

それはいいとしてふらつきだ。
原因も何も **これらの処方のせいだよな。**
いや，そうでなくてもまずは薬剤性から考えていかないとな。
よしじゃあとにかくカルテの続きを見てみよう……

うぁ？ あ？ おお？ ん？

回転性めまい…抗めまい薬……

うぁぁぁあ ああああ ああ…… ある意味めまいした！！

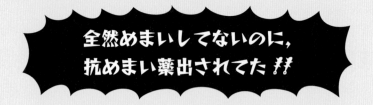

そして**セファドールは抗コリン作用みたいなん出ることあるから，**
ますますふらつきかねず～～～。
……ってオタクっぽい口調になっちゃった。

メリスロンは……まあいいよ。
俺は寛容な鬼だからメリスロンは許すよ。
効かないし，副作用もあんま出ないから……。

でも「お薬」というものをありがたくもらっていかれる患者さんには，
効いちゃうんだよなあ。こういうことも忘れちゃいけないよなあ。

たとえば
「メリスロン？ これが効くというエビデンスはありませんから処方はしません。
　めまいには運動をしてください」

って言う若い医者より

**「おぅおぅ，そうかめまいか。じゃこのメリスロンってのを飲んどいてください。
　まあそのうち治るよ」**

って言うベテラン医師とでは，どっちが患者の生活の質や気分はよいだろうか。

効かない薬，っていうのも **使い道** はあるんだぜ，きっと。

そういう意味でも，やっぱり漢方薬って便利なんだよな。

効きそうにない錠剤より，効きそうな漢方

（『鬼典 2017』より）

だよ，やっぱ。
こ———の患者の問題はそもそもの処方の多さだろうよ。これは多いわ。

この **鬼ファーマシー**，あとでまた何とかしたいな。
本来どんな処方がよかったのかとか。
ええ，そうしましょう。

あれ？？ なんか普通のしゃべりになってる俺……。

カルテ20

処方せん

患者	リキイシ　チヅコ		
	86歳	男・**女**	初　診
	主 訴：浮腫，脱力		

病歴	一昨日，熱中症っぽい症状があったせいか，少しぐったりしずっと寝ていた。 昨日は，便や尿の失禁があった。力が全然入らず脳卒中を心配し，本日受診。 「全然力入らない。ずっと浮腫んでいたからそのせいかな」

現在の処方	①メネシット配合錠(100)2錠分2朝夕　②アダラートCR(20)1錠分1夕　③コニール(4)2錠分1朝　④ラシックス(20)1錠分1朝　⑤アロプリノール(100)2錠分2朝夕 ⑥リリカ(25)4錠分2朝夕　⑦オパルモン(5μ)3錠分3 ⑧酸化マグネシウム(500)3錠分3 ⑨プルゼニド(12)1錠分1寝る前　⑩ベシケア(5)1錠分1朝 ⑪ボナロン(35)1錠分1起床時 週に1日 ⑫人参湯3包分3毎食前

O）血圧 174/86mmHg,
　　四肢の脱力があり車椅子に乗りぐったりしている

A/P）脳梗塞？

脱力を認める。CTへ。熱中症のような経緯もあり，点滴開始する
前回採血で腎機能が少し悪く，1号液にしておく。

処方	Rp. 1）ソルデム1　500ml 点滴

縮んだ…？
オレ

な〜〜〜んかやっぱ疲れるんだよな。力入らんわ……。
なんでだろ。なんかこう，人間界に来たときのあのギラギラ感みたいなのが今はない。はよ，帰りたい。

とりあえず帰る元気出すためにダメ処方せんさがそう！
「鬼ファーマシー」になってる患者の処方せん……。
めっちゃたくさん薬飲んでる患者の
ダメ処方せんはいねが〜〜〜〜！！

ぅうあ？？

あったあった。あったよすぐに。

うわ〜またほんとにたくさん薬飲んでるわ。
どん引き。またしてもこの「**現在の処方**」やべーわ。
きちぃわ。大丈夫か 頭。

もうこの患者が
なんの病気だろうとか考えるのも，どうでもいいくらい薬飲んでるな。

まあでもな。
よかれと思って 飲んでるんだよな，患者さんも。健気に飲んでるんだよ。
んで，患者の家族とか介護する人も「ちゃんと飲ませなきゃ」って
頑張ってるんだよ。

患者だけじゃない。
医者もまあ，なんというか，**よかれと思って** 出してるんだよな。
患者が何か症状を言うと，なんとかしてあげたくなるんだよ。

でも医者は祈祷師じゃないし，カウンセラーでもないから，
どうにかしてくれと言われたら **お薬出すことくらいしかできない** んだよな。
わかるよ，わかる。

メネシット飲んでるってことは，パーキンソン病があるんかな。
なんとなく，
他院の心療内科かかりつけで眠前薬をさらに複数飲んでる 気がする。

情報が少ないけど，このカルテ，きっと **極上のダメカルテ** だぞ。
素晴らしい！！！ 元気でた！ おれ！！

てかなんでこれで脳CTなんだ。ウケるな。
処方せんダメな医者は何やらせてもダメだな。
処方せんだけダメってことはない。
これはガチ。言えた〜。
あれっ？なんだこの喋り方。

「腎機能悪い」「高齢」「女性」ってだけでもう **ふるえてくるよな‼**
しかも，**利尿薬，酸化マグネシウム，**

そして…

アロプリノ─────ル‼
ど───ん‼‼

いやーすごい。これもうテンプレだな。**アロプリサイン陽性** だわ。
どんな身体診察所見より有用だわ。

ところで前々から思ってたけど，
高齢者にビスホスホネートって要るんか？（笑）

っつうことで……まずやってみたいことって **採血** じゃね？CTじゃなくて。
脱力＝脳って考えるセンスのなさすごい。

あ，まって。何この **カルシウム拮抗薬のダブル処方**。
ダブルボランチかよ。ダブルはサーティワンアイスクリームだけにしとけや。

でもわかってるぜ！

患者の「むくみ」の訴えは，Wカルシウム拮抗薬とかリリカとかADL低下とかそのせいで，その **むくみにラシックス** いってるなこれ。

で，Wカルシウム拮抗薬で便秘になって，それで **酸化マグネシウム** もきっと増量されてる。

ラシックスで腎機能悪くなってて それで **尿酸値上がって** それで **アロプリノール**……。

で，それが腎機能のわりに過量だからさらに **腎機能が…** 酸化マグネシウム………

きゃああああぁああぁあああぁぁあぁぁあ！！！

ホラーすぎる！

杞憂ならいいんだけどな！

そしてこの脱力だけど。

漢方のせいではないんかい？ 人参湯はけっこう甘草入っとるぞい。

高齢，腎機能不良，利尿薬使用…… **ああっ！**

なんか見えたぞ俺。カリウム…… **ああ！** これ以上俺は言えない！！

そう考えるとだ！

この「 **ソルデム1** 」って処方は相当シュールだぞ。

さらに低カリウムを追い込むぞ！

CTで何もなし ➡ やっぱMRI ➡ すぐできないから検査待ち

　　➡ 何時間も経ってようやく実施 ➡ 何もない ➡ 患者動けず入院

　　　➡ やっと採血 ➡ ちーん

って未来が見える……見える…。

処方せん

患者	ウサミ　ユタカ		
	70歳	男・女	再　診
	主 訴：咳, 動悸		

病歴	3年前に心房細動, 高血圧性心不全を発症し入院加療。退院後, 当院で定期フォローしている患者。軽いCOPDもある。今回は, 2, 3カ月前から咳が出る。レントゲンや血液検査で特記事項なし。 薬を試しているが効かない。しかし悪化もしていない。病状は変わらないが, 周りから心配されて本日受診。 「周りからコロナじゃないの？ とか言われてつらい。なんか咳が出るんですよね。吸入もあまり効かない。動悸がする。喉の詰まりもある。睡眠もよくない。週1回の薬は, 以前喘息みたいだと言われてステロイド出されたときに, 一緒に出されました」

現在の処方	①レニベース（5）2錠分1朝　②ラシックス（20）0.5錠分1朝 ③ワーファリン（1）1.5錠分1夕　④ワソラン（40）1錠分1朝 ⑤酸化マグネシウム（330）2錠分2　⑥テオロング（200）2錠分2朝・寝る前　⑦ホクナリンテープ（2）1日1枚貼付 ⑧プランルカスト錠（112.5）2錠分2 ⑨シムビコートタービュヘイラー60吸入1回1吸入1日2回 ⑩ベネット（17.5）1錠分1起床時 週に1日

O）血圧 98/52mmHg, 脈拍 88 回 / 分.
　　胸部聴診：脈不整以外に特記所見なし。浮腫なし。

A/P）慢性咳嗽→頻脈悪化で心不全？
肺由来ではなさそう。血圧低くワソランやめてメインテートへ。

処方	Rp. 　　1）メインテート（2.5）1錠分1朝　　　　　　　28日分

よし！ おうおうおう!!! あとひとつ！

あとひとつヤバせん・アホカルテ見つけたらもう帰るぞ！！！！ 人間界の処方せんはたまらんが, なんかこう疲れるわ！

ああ…でもこれで終わると思うと 寂しい な……。

取り上げられなかったク○処方せん（失礼）も本当にたくさんあって,
この１週間の記憶がいま 走鬼灯(そうにとう) のように蘇る……。
いろいろあったなあ。よーしじゃあ今日は総まとめといきますか。

あ〜でもそれって俺の役目じゃないな。

なんかこう，いつも後から解説してくれる，何だっけ…… **クニ………**

はっ！！！
なんかいま変なった。

よしじゃあ「 **鬼ファーマシー** 」の処方せんだ。
最終日もこれでいく！

総集編に相応しいめっちゃたくさん薬飲んでる患者にさらに**トドメを刺す**,

稀代のダメ処方せんじゃあ〜〜〜！！
ふんぬ〜〜！！！！

おーっとおっと，ありましたなあ。
何やら，たぁくさんお薬使っておりますのぉ〜。
たいそう具合わろうて，さぞええドクターにみてもらっとるに違いないわ〜。
よかったなぁ〜。

で，なになに。**主訴：咳。**って，この薬たち

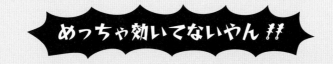

微妙にプランルカストの量少ないし！

そこでちょっと今回思ったのが，「**医者と薬剤師のコミュニケーション**」。

このケースだって，医者と薬剤師の連携が良好なら，「**プランルカスト少ないですよ**」とか「**動悸はお薬の副作用のせいかもしれませんよ**」とか，どんな些細なことでも話せるのに。

かといって，カルテとかすべて情報共有して一緒に診療するとかあまりに気心知れている関係性だと，ダブルチェック機能というか，先入観を解いて間違いや訂正を進言することが健全にできなくなる気もする。

あれ，今日は俺ちょっと社会派？

しかしまあとりあえず咳の前に，**動悸になる原因が多すぎ** じゃね？

テオロング，ホクナリンテープ，シムビコートの中の **長時間作用型β2刺激薬**，はそうだね。

あとはラシックスで **体液－心拍変動** のせいで動悸するとか。

脱水になっているかもしれない。

喘息とか気道過敏の病態を考えて治療してみるということはやるけども，メリハリ持ってやってほしいよな。

やるときは **ガッ** と強くやって，反応しなかったらやめるとか。

そもそもさっきのような動悸の原因になりそうな薬たちは，**単に気管支広げてるだけ** だぜ？

吸入試すにしてもステロイドだけにして気道過敏を取るだけでよさげ。

はたからみれば **動悸は医原性** だな。

でもあれよな。

担当医は，心不全や心房細動の既往があるから，動悸って聞くと心臓由来かなって思ってそっちに注目するんだろ。

そうすると，心臓のチェックして，違いそうだとなると，というかまあ
心臓と思いたくないから，気道に原因を求める。
そこに… 何もないのに…… はぁぁぁああ！

そして，だ。世紀の処方がこれだ！
まさかの **βブロッカー！** いえい。

まあ何というか，うん！ **β刺激とβ遮断の戦いな！ バトルスタート！**
動悸をβブロッカーで改善しようという作戦。
心不全もあるし，ワソランの副作用出てるし，という。**ふむふむいいね。**

ところで咳はどうした。
え？ 咳はどうしたんだよお前は。 レニベースはどうした。

「**え？ でも先生，レニベースは心不全のときからだし，確かに増やしてますが**
　…それももう半年以上前から飲んでますよ？」

はい，えーと。**あれ**だな。
最近は ACE 阻害薬より ARB を出される場面を実地では多く見かけるから，
ACE 阻害薬で咳が出るって実感や経験が特に若い医者だとないんだろう
な。いや！ そう思わせてくれ！ な？

でもこれ，もし **レニベース 10mg のせいで咳が出ている** のだとしたら，
他剤に変更するにしても，あとは**ワーファリン以外全部やめられる**んじゃ
…ないかな。
多分そうですよね。すごいですねオニマツさん。
あれ？ あれえ？ 何だ……お，おれは鬼界に帰るはずだったのに……。

てかメインテートいきなり 2.5mg かよ ⁉

オニマツさん……あんなに怒って具合が悪かったオニマツさんが鬼界へ帰って行ってしまう……。
なんか寂しいですね。
なぜか最後のほうは，ちょっと人格がブレていたようにお見受けしました。

鬼って，人間界では「心がない人」のメタファーになっていますけど，オニマツさんをみていると，はっきり思ったことを口にするし，人間の誰よりも情熱的な気がしてきました。まあ鬼なんですけどね。

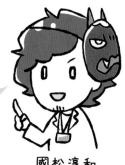

國松淳和

オニマツさん降臨週間の最終日は「ポリファーマシー」でしたか。これまた重要なテーマを掘りましたね。しかしオニマツさんよく知ってますよね。何かと事情通なところが意味深です。謎が多い方だ……。
いつか一緒にお話してみたいです。

それでは最終日も元気に解説に参りましょう！

■ そろそろ「ポリファーマシー」について真剣に考えてみよう

　まず「ポリファーマシー」ということについて，國松自身の所感を綴っていきたいと思います。
　「所感」とするのは，なんというか，ちゃんとは述べられませんよということです。すでに各所で，しかるべき人たちが十分に語れているからです。だからどちらかというと私は，現場の人間として素のままの所感を記したいと思います。

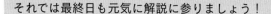 ポリファーマシーに関する國松の所感

- 正直これまで「ポリファーマシー」を私はあまり意識して来なかった。申し訳ない。

- 薬が多い患者には「薬が多いよね」と私は言っていたし，つらい症状がこんなにあるのに患者が我慢したままだったら「こんなのじゃ足りないよね」と言って薬を足してきた。要するにあまり深く考えていなかったのである。

- 「ポリファーマシー」の問題の本質は，「臨床能力」だと思っていた。最善な診療をすれば，余分な処方はしないし，必要な薬は処方をするだろう。それで解決である。そのように思っていた。「なるべく処方は削減しよう」だけでは解決しにくいこともすぐ想像できた。

- さあ，このポリファーマシーの問題は，それですぐに解決に向かうのだろうか。

- 医師が自分たちの診療を振り返ったときに，たとえば家庭医療専門医がポリファーマシーの問題を前にして「"主治医機能／処方一元化"が大切である」とアセスメントしたのならば，それ自体が自分たちの専門性の指向に沿えるから，ポリファーマシーへの対策にはより熱心になるだろう。

- 一方で，処方というのは個々の医師のそれなりの意図がある。専門性のある診療ならなおさらだ。その意図と，処方の必要性を処方せんの内容／お薬手帳だけで知ることは難しい。処方せんにその意図が付記されるわけではないからである。

- 処方せん管理を一元化しようという取り組みは，それを推進する加算がすでに整備されている（服薬情報等提供料，重複投薬・相互作用等防止加算，かかりつけ薬剤師指導料，服用薬剤調整支援料など）。

- 問題が混沌とし，いまいち見えてこず統率が取れないときは，この国は「加算」でなんとかするのだ。どんな加算があるかわかろうとすると，逆にそこから問題点が見えてくる。

- つまり私見を含めまとめると，日本の医療現場では，薬局あるいは薬剤師による一元的管理というが長年の大きな問題であって，そしてそれはまだなお解決されていないということが察せられる。

- 別の意見として，かかりつけ機能・主治医機能を優先するよりも，ハード面を整備すべき，すなわちカルテ閲覧のユニバーサルな共有化を推進すべきだという人もいるかもしれない。

- ユニバーサルカルテをみることによって，業種を問わず処方意図を読むことができるから，「処方を減らす・引き算する」とかそういうことではなく，そもそもはじめから余計な処方をしなくて済むというわけだ。

- しかし（2020年10月，本稿執筆時点で）そんな夢のようなカルテなんてあったところで，医師や薬剤師がきちんと記録するとは限らないのでは，と私は感じる。人（専門職）の意図というのは深く，そうそう汲めないものなのだ。

- そのようなことを考えていて，どうも個人的には，ポリファーマシーの問題の糸口が見えないと思った。医師は臨床能力をつけること，薬剤師は取れる加算を取って頑張ること，このあたりしか浮かばない。
- もしあと1つ何か言うとすれば，「医師と薬剤師の連携」であろうか。私はこの点が解決の糸口の「ほころび」をつくるかもしれないと思っている。

医師と薬剤師の連携

- 医師と薬剤師は，患者からみると，「いつも一緒に仲良く仕事をしている」という間柄にはみえないだろう。
- これは両者の専門性が高いことに起因していて，格好よくいえば，互いの専門性をぶつけ合って最善の合意とプランを形成しているからだともいえよう。
- しかし実際には，その「知的衝突」を「諍い」と取り違えてしまい，臆してしまったり避けたりするため，現実には良好に連携できている関係性というのは全体のごくわずかだと思う。
- 前項の問題（ポリファーマシー）を解決するために，明らかに歩み寄るべき2つの職種が，まだまだ相対的に「対立構造」的な関係性になっていることは，否めないと感じている。
- たとえば，医師からすると診療中に薬剤師から疑義照会があって診療が中断してしまうといら立つ者もいるだろうし，薬剤師からしたら用法など処方のルールが無視されたような処方せんや患者にいい加減な説明しかしていない医師を認識すると，やはりいら立つ者もいるだろう。
- 患者の手前それは違うと言うかもしれないが，「相手職がちゃんとしていればこんなことにはならなかったのに」「時間の無駄にはならなかったのに」と損得を感じてしまうこともあるだろう。
- 前項では，少し問題を散らかしてしまった。こういう複雑な状況の中で損得が対立する者同士の関係や駆け引きを分析するツールとして「ゲーム理論」というものがある。
- ゲーム理論の特徴は，こういう互いの利害で対立している状況の全体像を俯瞰して分析し，物事の本質を考えようとすることにあるが，今回は「医師と薬剤師の連携」について，ゲーム理論によって単純化し，楽しく考えてみたので紹介する。

表1　ゲーム理論上の利得表（薬剤師と医師の行動）

		医　師	
		薬剤師に関わる	薬剤師には関わらない
薬剤師	医師に関わる	5,　　3	−2, 2
	医師には関わらない	2,　−2	0, 0

【薬剤師】
・医師に積極的に関わる場合：医師も関わってくれないと鬱陶しいがられることになる（−2）が，連携できたらすごく嬉しい（+5）
・薬剤師からは医師に関わらない場合：別に気分は悪くならないが（±0），もし医師のほうから関わってくれればまあやりやすい（+2）

【医師】
・薬剤師に積極的に関わる場合：薬剤師が協力してくれれば業務が楽になってうれしい（+3）が，薬剤師が関わってくれず連携できないと「せっかくこっちが頑張ったのになんだよ」ってなる（−2）
・医師からは薬剤師に関わらない場合：それは別になんともないが（±0），薬剤師のほうから関わってくれればまあやりやすい（+2）

- まず表1に，このゲーム（医師と薬剤師の利害対立）の構造を可視化するために両者の利得表を作成した。

- なお，以下ゲーム理論のことが分からなくてもわかるように解説しているので安心してほしい。

- 表1は医師と薬剤師の，それぞれ自分たち立場での「望ましさ」を数字に表している。それぞれ，相手の仕事に関わっていくか・関わらないでいるかで，2×2の4マスの表が作られる。

- それぞれのマスの中には数字が2組記されているのがわかるだろう。それは，左の数字が薬剤師の利得ポイント，右の数字が医師の利得ポイントになっている。

- さて薬剤師には医師に「関わる・関わらない」の2つの戦略がある。利得表によれば，「薬剤師は医師に関わり，医師も薬剤師に関わる」というのが利得ポイントが多く，ナッシュ均衡（互いに損のない選択）である。ゲーム理論的にはこれが一番の最適戦略に思える。

- 他方，薬剤師は医師に関わらず，医師も薬剤師に関わらない，というのもまたナッシュ均衡（互いに損のない選択）である。

- また，医師にとっては，自分がどの戦略を取ろうと，薬剤師が医師に関わってくれたほうが最適であることがわかる。

- 薬剤師の場合は自分が医師に関わると，医師が関わってくれるか・くれないかによってポイントに大きく開きが出てしまうため，はじめから「関わらない」ことを選びがちであり，現実には「医師も薬剤師に関わらない」という右下のマスのナッシュ均衡に落ち着いてしまっているのかもしれない。

- 医師も，自分が薬剤師に関わっても，もし薬剤師が関わってくれないと損をするから，はじめから関わらないことを選びがちであり，現実には「医師も薬剤師に関わらない」というやはり右下のマスのナッシュ均衡に落ち着いてしまっているのかもしれない。

- つまり，今回やんわり（？）問題提起した「医師と薬剤師の微妙な関係」というのは，ある意味その現実の"微妙性"がゲーム理論的に互いに最適戦略，つまり表1によれば右下のマスのナッシュ均衡であり，理論と現実の合点がいく。

- しかし，ゲーム理論で状況を表1のように俯瞰すれば，医師と薬剤師がお互いに関わっていけばより利得点の高いナッシュ均衡（左上のマス，パレート最適）に落ち着くポテンシャルがあるのである。現実ではこれに期待したい。

- 以上から，國松は今後薬剤師に関わっていきたいと考えることにした。そしてゲーム理論による臨床解説は，また機会があればしていきたいと思う。

✋ オニマツさんへ

　オニマツさん，この1週間ありがとうございました。以降は，今回オニマツさんが見つけてきたカルテに沿って私からも解説していきたいと思います。

カルテ 19：イイダ ユリエさん（66歳女性）P168

- まずオニマツさんの言う通りで，これだけの薬剤を飲んでいる人がふらつきやめまい感を訴えたら，よほど急性でなければまずは薬剤性を考えてほしいですよね。

- 主観も入るでしょうが，まずエペリゾン（ミオナール®）とチザニジン（テルネリン®），そしてプロクロルペラジン（ノバミン®）は，不要です。すぐやめても大丈夫だと思います。

- この「現在の処方」のラインナップからすると，おそらくその疼痛は慢性で神経障害性疼痛の様相が強そうですから，セレコキシブ（セレコックス®）

もあまり効いていないかもしれません。その分プレガバリン（リリカ®）を増量したいですね。

- 要る要らないでいえば，エチゾラム（デパス®）も減量していきたいですがすぐには無理でしょうね。デュロキセチン（サインバルタ®）を増量したりするなどしながら，徐々に減量する形になるでしょう。

- とはいえプレガバリンでもふらつきは出ますから，この患者さんに対してのキモは，「どうして，これだけの薬を飲まなければならないほどに痛いのか」ということを考えていくことかもしれません。

- 幸いこの患者さんは高齢者とはいえないですから，私なら処方項目数だけを無理に減らすということは目指さないと思います。

- 睡眠の質を上げ，神経障害性疼痛や知覚過敏に対する治療を積極的に行うことで，不必要に思える処方を減らす。診療の質を上げるしかないと思います。

カルテ 20：リキイシ チヅコさん（86 歳女性）P172

- このケースはオニマツさんがもう十分な説明をしてくれているようなものですが，漢方薬の甘草による偽性アルドステロン症ですよね。

- 甘草にアルドステロン様作用があって，慢性摂取によってそれが生体で過剰作用となると，ちょうどアルドステロンが増えた状態となり，つまりカリウムが減少し血圧も上がります。

- 山本ら[1] は，脱力を呈するほどの著しい低カリウム血症となるには，単に原因薬剤服用歴だけでなく，高齢・利尿薬投与・感冒・食欲低下といった直前の増悪因子が関与しうることを指摘しています。

- 今回の患者さんでもこれらをかなり満たしていますね。あんまり甘草を入れてはいけない患者背景な気がします。

- この患者さんは，血液検査の情報はありませんが，ひょっとしたら腎機能とかすごいことになっているかもしれませんね。フロセミド（ラシックス®）もアロプリノールもしっかり服用中な上に，酸化マグネシウムも飲んでいます。

- もし腎機能が悪かったら，必要かどうか謎のビスホスホネートをちゃんと飲んでいたら怖いですね。

- そもそも「脱力」の患者さんに必要なのは脳画像の検査ではなく，血液検査だと思います。この辺も，オニマツさんがおっしゃっている通りですよね。

- この患者さんは高齢者で，まさにポリファーマシーの犠牲者という感じです。浮腫も，薬剤性の要素がかなりありそうです。カルシウム拮抗薬やプレガバリンなどは副作用に浮腫があります。

- 高齢者の浮腫は，いわゆる処方カスケードになりやすいですよね。ただ「数」を問題にするのではなく，どの症候がポリファーマシーになりやすいかを検証して，きちんと整理していくのが賢いかもしれませんね。

カルテ 21：ウサミ ユタカさん（70歳男性）P176

- あれ？ なんだかオニマツさん「クニ」とか言ってませんか？ オニ「マツ」ですから組み合わせたら「クニマツ」じゃないですか。面白いですね！

- あらためて読み直したのですが，これ，もうオニマツさんがかなり説明しきっていますね……すごい。

- ACE阻害薬による咳は，内服数時間後～数カ月服用後と発症時期はさまざま[2] です。投与中止によって，通常は数日～4週間くらいで改善するといわれていますが，月の単位で続く場合もあります。経験的にも弱い咳嗽症状は年の単位でもあると思います。

- これでもし咳がエナラプリル（レニベース®）のせいだったら，テオフィリン（テオロング®），ツロブテロール（ホクナリン®テープ），プランルカストがやめられますね。ブデソニド・ホルモテロール（シムビコート®）は，COPDがあるので少し要検討ですね。これらの中止で動悸はおさまりそうです。

- 今回のケースは，薬剤の副作用の話としてはよくある話です。オニマツさんも，最後にこういう基本を持ってくるあたりが憎いです。基本を忘れるな！ってね。

1) 山本 毅士ほか：グリチルリチン製剤内服中に著明な低カリウム血症を呈した5例の臨床的検討. 日腎会誌 52（1）：80-85, 2010
2) Dicpinigatis PV：Angiotensin–converting enzyme inhibitor–induced cough：ACCP evidence–based clinical practice guidelines. Chest 129 [1 Suppl]：169S–173S, 2006（PMID：16428706）

最終日のさいごに：やっぱり「コモンなめんな」

　最終日の解説の入りはポリファーマシーを切り口にしました。その解決の糸口を探す試みをしようとし，苦労もしましたが，1つの回答を得ました。これは今日だけを振り返ってではなく，この1週間を振り返って思いました。

　オニマツさんが集めてきた，こういう「ダメ処方せん」たちのダメさ・問題の本質って，基本がおろそかになっていることにあるのだと思うんです。コモンディジーズの診断やマネジメントがみな全然押さえられていない。だから結局オニマツさんが好むようなダメ処方せんの数々が無限に生まれ，結局ポリファーマシーにもつながる。こういうことなんだろうと思います。

　ところでコモンディジーズって，どこで習いましたか？　肺炎や急性腎盂腎炎，急性心筋梗塞やくも膜下出血，虫垂炎などは研修で習ったかもしれませんね。しかし，高血圧症や脂質異常症，骨粗鬆症などの内服薬の開始や変更，用量調節，健診で尿酸値だけ少し高かった場合の考え方や，軽症で入院が不要な気管支喘息への処方，不眠へのマネジメントなど，数は限りないですが，こうしたコモンな病態や状況への対処法は，外来という場のほうが数や機会は多いです。

　それなのに，医師も薬剤師も最初は入院病棟で学ぶため，外来で生じる多くのよくある諸問題への対処についてはあまり習いません。医師のコモンディジーズへの臨床力は，外来研修をいかによく行うかにかかっているのだと思われます。

　本書は外来用の書籍ではありませんが，基本的に外来処方せんをサンプルにして解説をしています。本書を読むだけで外来診療能力がすぐに身につくわけではありませんが，外来でいつも惰性で済ませてしまう1個1個の診療や処方に，成長・改善の余地があるものとして日々の臨床に臨みたいものです。

　外来診療はどうすれば向上するかですが，とにかく1人でやらないことです。これは on going で誰かと一緒にやれという意味ではなく，いわゆる「振り返り」をやるべきだと思っています。一緒にカルテをみながら振り返ってああだこうだ言い合う相手がいればそれでいいです。可能な限り，どんな診療でもすべての患者のカルテを一緒に開いて，一言言い合えればいいのです。

　「処方」に特化して，薬剤師さんとそれを一緒にやるのもいいかもしれません。医師が処方意図をコメントして，それに薬剤師がコメントをする。医師は診断をするからこう考えてこういう薬を出した，でも薬剤師的には……と，振り返りが盛り上がるはずです。もちろん医師同士でも十分です。

　とにかく他人に自分の行為を説明するということが非常に大事なのです。こうしたことを，数稽古的に無限回繰り返すことで，コモンへの慣れが出てきて，診断力・

マネジメント力向上の手応えが出てきます。すると，処方も自然とこなれてきます。臨床を知ることが，結局は処方を制するのです。

さあ7日目の「ポリファーマシー」が終わりました。

まぁ，あの処方せんはないなと私も思いました。

オニマツ降臨の1週間もこれで終わりました。オニマツさんのおかげでこの1週間たくさん勉強できました。
……あれ？ オニマツさん？ オニマツさんはどこに行ったんでしょうか。
声をおかけしようと思ったのに。
もう鬼界へ帰ってしまったのですかね。オニマツさんお疲れ様でした。
また来ていただけるんでしょうか。まあ処方せん次第ですかね……。

いねが～～ダメな処方せん，いねが～～～！！
……あっなんか今私……はぁ，はぁ，はぁ…あの，あの，変なこと口走っちゃった…。
どうもみなさん1週間おつかれさまでした！

コラム 服薬指導

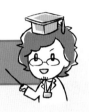

　人は，出された薬をちゃんと飲む人か，飲まない人かの2つに分けられます。

　ちゃんと飲む人は，医師や薬剤師の厳しい指導が通じる人たちです。もちろん，優しく指導しても守り，ちゃんと飲みます。

　一方，ちゃんとは飲めない人たちの多くは「厳しく指導するとかえって，やがて飲まなくなる」という傾向があります。つまり，優しいほうがいいのです。

　ここで服薬確認の最善の方法を教えます。「お薬は飲めていますか？」と聞く前に「お薬はどれくらい余っていますか」といきなり聞くのです。"余ってる前提"で聞くのです。これは魔法の言葉で，すぐに心を開いてくれます。これは優しいやり方のひとつです。

　となると結論としては，ちゃんと飲む人はどんなやり方でも飲むので，ちゃんと飲めない人に合わせればよく，つまり優しいのがいいわけで，すべての指導は優しいほうがいいということになります。きちっと指導するスタイルを，今からでも改めましょう。

ある日，私はファミレスにいました。
すると視界に入る，向こうの席のおばさんが，なんだかテキパキと何かをはじめました。

私はすぐにそのおばさんが何をやっているのかがわかりました。
サプリメントを飲んでいます。慣れた手つきで。そして，たくさん。

そう，明らかに「ポリファーマシー」でした。
しばらく凝視していたいくらい，たくさんのサプリを飲んでいたのでした。

これだけのサプリを飲みこなすのは，相当な努力が要るよなあ，などと思いながら見ていたのですが，その一方でこうも思いました。

このおばさんはしっかり飲んでくれているけれど，日頃患者さんにお薬を処方していて，ちゃんと飲んでもらうための苦労のほうが断然多いよなあ。

そもそもまず，何度言ってもサボって全然全部飲んでくれないし，「先生あの薬高い」とか言って勝手に理由つけてやめちゃうし，週刊誌に飲んではダメだと書いてあって怖いからやめたいとか言う始末。

時間をかけて説明してアドバイスしてよりよき方法を提案しているのは，私ではなくて患者さんのためなのに，こちらからお願いして（拝み倒して）飲んでもらおうとしていると，たまに「これなにやねん」とすら思います。

そこへ来てあのおばさんのサプリへの意識の高さです。
素晴らしいですよね。
自らの意思で，たくさんの，（おそらく安くはない）高価なサプリを，しっかり飲みこなしている。

なぜ飲めるか。
今回私はわかりました。

きっと，サプリを飲んでいる自分を愛しているのだと思います。
逆に，相当自己愛が強くなければ，あれだけのサプリをしっかり飲みこなせないです。

サプリはサプリだから。つまり補完の役割だから，サプリ自体が圧倒的効果を示すということはありません。
自分を愛せるような人だからこそ，サプリが効くのだと思いました。

そして，自分を愛する傾向が強ければ強いほど，飲むサプリメントが増えていく……。

サプリを飲む人は，自分が大事だから，自分を大事にするためにサプリを飲んでいるのですね。
この気づきは，個人的に大きかったです。

そうすると，服薬コンプライアンスが悪い患者というのは，自己愛が足りないのではないか。
つまり，自分を愛せていないのではないか。

そのようなことを次に考えました。

「薬という毒をちゃんと飲む」という行為は，自分を愛し，自分を許しているからこそ，できることなのではないでしょうか。
逆に，自分を愛せず，病める自分を許容できていない人は，薬がちゃんと飲めない。
だからよくならない。

「どうせ飲むなら，効くと思って飲んでくださいね」

この台詞はもともと，國松の外来における常套句でしたが，あながち間違っていなかったのかもしれません。

服薬コンプライアンスを上げるには，自分を愛してもらう。
そのためには……？

　　　　愛とは，相手を信じ，待ち，許してやること。

これは私が小さいころ『スクール・ウォーズ』というテレビドラマの中に出てきた滝沢先生が教えてくれたので間違っていないはずですが，これが正しいならば，患者さんに自分を愛してもらうようにするには，

　　　　患者さんを信じ，待ち，許してやること。

が大事なのかなって，思ったのでした。
さて，そうなると今後は『ダメ処方せん』も許せてしまうかもしれません。

あ，いや，そうするとオニマツさんは……。

2021 年 3 月吉日
國松とオニマツさんより愛を込めて

鬼手仏心の処方せん
～まずはこの一手～

利益相反
なし

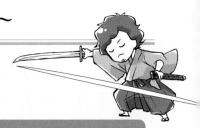

片頭痛発作①

Rp） ロキソニン（60）1回1錠 頓用 10回分 3時間あけて1日3回まで

Comments　　トリプタンを処方するのは，NSAID などの鎮痛薬での「頓服」に患者が慣れてから。ほとんどの片頭痛が NSAID でコントロールできることを患者がきちんと身につけることの利益は計り知れない。OTC でも手に入るのだから。

片頭痛の予防

Rp） ミグシス（5）2錠分2 朝夕食後 毎日

Comments　　週に数回など，片頭痛発作が頻発し，患者による有効な頓服がなされても十分な生活の質が保てないときに考慮する。バルプロ酸（デパケン, セレニカ）にも保険適用があるが，鎮静が強いせいなのか，忍容性が悪い。なお，ロメリジン（ミグシス）は上記より倍量まで増量可能。もちろん，呉茱萸湯は導入しやすいオプションと思われる。

片頭痛発作②

Rp） レルパックス（20）1回1錠 頓用 5回分 2時間あけて1回追加可

Comments　　片頭痛発作①の対応を行って上手に頓用できているはずでも，発作の強度が満足いくレベルまで抑えられない時は，トリプタンを使用してみる。中高年に使用するとき，動脈疾患などを有するときなどは，細心の注意を払うか処方を控えるか，そもそも診断を見直すべきである。

肩こりのひどい増悪

Rp.1）葛根湯パルス

Rp.2）振り子体操

Comments 葛根湯パルスというのは俗称であって決まりはない。とりあえず「きた！」と思ったらまず葛根湯2包をお湯に溶いて服用。できればこのあと座る・作業をやめる・横になるなど安静にする。1〜2時間おいて，まだ首・肩に重い感じがあればもう1包追加内服。早めにどんどん飲む，という様子を「パルス」と呼ぶのだと思われる。振り子体操は，いわゆる四十肩・五十肩への対処であり，ネットやYouTubeなどで確認できる。

ひどい肩こりの日々のケア

Rp.1）**15分毎の肩の運動・ストレッチ**

Rp.2）**足すっきりシート 休足時間（ライオン株式会社）1枚 痛いところに貼付**

Rp.3）**ReFa ACTIVE（株式会社MTG）で入浴後などに首や肩をコロコロする**

Comments 利益相反は皆無で，企業から何も受け取っていない。痛みで眠りが浅い場合は，筋弛緩目的にクロナゼパム（ランドセン，リボトリール）0.5mgを眠前に服用してもよい（当然保険適用外）。ReFa ACTIVEのデメリットはとにかく高価であること。

肩の筋群の有痛部に小硬結を伴う，あるいはピンポイントでここが痛いなどという時には，局所注射／トリガーポイント注射もいいだろう。

緊張性頭痛

Rp.1）**15分毎の肩の運動・ストレッチ**

Rp.2）**30分間以上の入浴（ドッと汗が出てくる感覚がくるまで）**

Comments 肩こり同様，葛根湯やReFa ACTIVEでもよい。ホットアイマスクもいいらしいが，私自身で試したことがない。

基本的には運動量を増やす，体を温めるなどの血流改善につながる行動が重要のようである。

気管支喘息発作（外来治療）①

Rp.1）メプチンエアー 10μg 喘鳴があるとき 1 回 2 吸入 1 日 4 回まで

Rp.2）プレドニン（5）8 錠分 2 朝夕 2 日分
　　　プレドニン（5）4 錠分 2 朝夕 2 日分
　　　プレドニン（5）2 錠分 2 朝夕 2 日分　合計 6 日間

Comments　病院で喘息発作を診断しているわけなので，一番いいのはサルブタモール（ベネトリン）のネブライザー吸入が一番。そこをあえて，ネブライザーや点滴なしでいくときの一手。これらは，できれば薬をもらったらすぐ 1 回使用させたい。そしてできれば再診をさせたい。

気管支喘息発作（外来治療）②：①の再診時

Rp.1）レルベア 200 1 回 1 吸入 1 日 1 回 毎日

Rp.2）シングレア（10）1 錠分 1 寝る前 毎日

Comments　喘鳴がおさまっていればステロイドは全身投与（①）から吸入にチェンジできるであろう。内服の気管支拡張薬を入れてもよい。またロイコトリエン受容体拮抗薬をすでに初診（①）の段階で入れてもよい（私なら入れる）。

気管支喘息の発作予防

Rp.1）レルベア 100 1 回 1 吸入 1 日 1 回 毎日

Rp.2）シングレア（10）1 錠分 1 寝る前 毎日

Comments　正直何を出すかよりも，"毎日できるか"に尽きる。毎日できる方法を患者と一緒に考えることが重要である。「吸入は忘れるけど，内服ならできる」という人に，ステロイド吸入を諦めて，ロイコトリエン受容体拮抗薬だけにする勇気を持つことも必要。
　また，レルベアを 200 → 100 と減量したり，フルチカゾンフランカルボン酸（アニュイティ：β刺激剤抜きのステロイド吸入単剤）にしたりして，治療の強度を低減してあげてきめ細やかさを示すと，アドヒアランスが上がる印象がある。

咳喘息

Rp.1）アニュイティ 200 1 回 1 吸入 1 日 1 回 毎日
Rp.2）シングレア（10）1 錠分 1 寝る前 毎日

Comments 「気管支狭窄」を問診，診察，検査などで示せない時には，合剤ではない吸入薬（β刺激剤抜き）を選択する。軽い場合はモンテルカスト（シングレア）単独でも良好な印象がある。喘息というのが喘鳴・気管支狭窄を前提にするなら，咳喘息は喘息ではなくアレルギー疾患（気管支粘膜アレルギー）という認識がいい。たとえば鼻炎があれば，鼻炎の治療（抗アレルギー薬，点鼻薬）も加えるとよい。

痛風発作

Rp.1）ボルタレン（25）1 回 2 錠 頓用 10 回分 3 時間あけて 1 日 2 回まで

Comments 2 回までと処方せんには書きつつ，痛くなくなるまで服用していいと裏で指導している。

痛風発作（腎機能不良のとき）

Rp.2）プレドニン（5）1 回 2 錠 頓用 10 回分 3 時間あけて 1 日 3 回まで

Comments 1 回量は，10 錠でも 8 錠でも 4 錠でもいい。なるべく短期決戦にするには 1 回量は多いほうがいい。

痛風発作の予防

Rp）コルヒチン（0.5）1 錠分 1 朝 毎日

Comments 発作が出ないようにしたい時は，妙な食事指導やアロプリノール（ザイロリック）よりも，コルヒチンを少なくていいので定時内服させていたほうがいいと考え，これを最初の一手とする。

花粉症

Rp） ジルテック（10）1 錠分 1 寝る前 毎日

Comments　抗ヒスタミン作用のあの独特の副作用（頭クラクラ・口渇感）が気に
なる場合は，点鼻＋点眼をしっかりやっていればいけるし，もちろん内服との併
用も可能。クロモグリク酸（インタール）の点鼻・点眼を熱心にさせることは十
分併用オプションである。ステロイド点鼻も症状の改善効果は高く，十分勧めら
れる。

ウイルス性腸炎（下痢主体）

Rp.1） カロナール（200）6 錠分 3

　　　ミヤ BM 3 錠分 3 毎食後 数日間

Rp.2） 半夏瀉心湯 3 包分 3 毎食前 数日間

Comments　極期をどう乗り切るかだけであって，何を出すかはそこまで問題では
ない。漢方は五苓散でもよい。

ウイルス性腸炎（嘔気・嘔吐主体）

Rp） プリンペラン（5）3 錠分 3 毎食前
　　　五苓散 3 包分 3 毎食前 数日間

Comments　胃痛を伴うことも多く，胃薬は併用してよい。このタイプは診断に慎
重になったほうがいい。「嘔気・嘔吐だけ」という患者には，診断を見直すことを
おすすめする。

良性発作性頭位めまい症（発作で受診し，帰宅させるとき）

Rp） メリスロン（6）6 錠分 3 毎食後 数日間
　　　五苓散 3 包分 3 毎食前 数日間

Comments　これらの薬が直接奏効するだろうとはそこまで思っていない。しかし
患者にとっては，①主に嘔気がつらい，②あのつらかっためまいがまた来たらど
うしよう，という 2 つが訴えのメインなのである。「とりあえず，まずこれを飲ん
でおけばいい」という拠り所を"処方"するのであり，効く・効かないのエビデ
ンスで患者を殴ってはいけない。

良性発作性頭位めまい症（発作が起きたときの頓用）

Rp）プリンペラン（5）1回1錠＋五苓散 1回2包 頓用 10回分
　　3時間あけて1日3回まで

Comments　　「例の」発作が起きたときに自宅などですぐ自分でもできることがある
という点が重要。薬を取りに行く・服用しに水道のところまでいく（家の中を移
動する）という動作を促す意味があり，中途半端に寝床の中でずっとくすぶって
いないようにすることにもつながる。

機能性消化管障害（下部消化管）：過敏性腸症候群（下痢型）

Rp.1）イリボー（2.5μ）1錠分1 起床時 毎日
Rp.2）桂枝加芍薬湯 3包分3 毎食前 毎日

Comments　　まさに「まずこの一手」であり，これでうまくいくとはあまり考えて
いない。過敏性腸症候群の治療に必勝法はない。

機能性消化管障害（上部消化管）：
いわゆる機能性ディスペプシア（食思不振・嘔気主体①）

Rp.1）六君子湯 3包分3 毎食前 毎日
Rp.2）ドグマチール（50）1錠分1 起床時 毎日

Comments　　病悩期間が長いほど，スルピリド（ドグマチール）を多くするが，最
高1日100mgまでとする。細粒にして1回量をおさえて（20〜30mg），回数
を増やすという裏技がある。スルピリドは食前でよい。治療はそこまで簡単では
なく，「再診予約を入れてまた自分で診る」というのが最良の処方せんである。

機能性消化管障害（上部消化管）：
いわゆる機能性ディスペプシア（食思不振・嘔気主体②）

Rp）ジプレキサ（2.5）1錠分1 寝る前　毎日

Comments　　①（上記）が無効であるとき，症状が著しく頑固であるときなどに試
してもよいと思うが，あらためて原因検索など別のことに取り組むほうがいい。

機能性消化管障害（上部消化管）: いわゆる機能性ディスペプシア（胃痛主体）

Rp）安中散 3包分3 毎食前 毎日

Comments 適宜使用でもよい。プロトンポンプ阻害薬を加えてもよい。真武湯や人参湯のほうがうまくいくときがある。

機能性消化管障害（下部消化管）: いわゆる便秘型の過敏性腸症候群

Rp）リンゼス（0.25）1錠分1 起床後 毎日

Comments 認知症が関与していると，より治療は難しい。1人の患者の中に様々な病態が混在していることが多いので，一言で方針を示すのは難しい。

機能性消化管障害（下部消化管）: 宿便＋蠕動痛

Rp）ガスモチン（5）3錠分3
　　桂枝加芍薬湯 3包分3 毎食前 毎日

Comments 間欠的な腹痛で，血液検査に異常がなく腹部単純レントゲン写真で結腸全般に宿便があって蠕動由来と思われる疼痛があるときに処方すると，著効する処方である（あまりに効くのでこれを"國松処方"と呼ぶことにする）。
　同様の患者で「便秘もします」と言葉に出して訴えていたら桂枝加芍薬湯を桂枝加芍薬大黄湯にする。

機能性消化管障害（下部消化管）: 腹部膨満感／腸管ガス貯留メイン

Rp）ガスモチン（5）3錠分3
　　大建中湯 3包分3 毎食前 毎日

Comments "國松処方"をしてみたくなるケースで，宿便よりもガス貯留，疼痛よりも膨満がそれぞれ目立つときに考慮する処方である。

機能性消化管障害（上部・および下部消化管）：上部症状＋下痢が主体

Rp.1）人参湯 3 包分 3 毎食前 毎日

Rp.2）ドグマチール（50）2 錠分 2 起床時・夕食前 毎日

Comments 上部と下部の両方が機能性障害に陥ることもよくある。他に真武湯，口内炎ができるなら半夏瀉心湯などに変えてみてもよい。下痢をもうひと越えよくしたいときには大建中湯を加えるとよい。

溶連菌性扁桃炎

Rp.1）サワシリン（250）6 カプセル分 3

　　　トランサミン（250）6 カプセル分 3 毎食後 7 日分

Rp.2）ロキソニン（60）3 錠分 3 毎食後 4 日分

Comments アモキシシリン（サワシリン）500mg を 2 回（4 カプセル分 2 朝夕）にする方法もある。

"ただのかぜ" ① -1：高齢者で熱やだるさメイン

Rp.1）麻黄附子細辛湯 3 包分 3 毎食前 7 日分

Rp.2）カロナール（200）6 錠分 3 毎食後 4 日分

Comments すでに数日経過しているような場合は小柴胡湯や香蘇散でもいいかもしれない。

"ただのかぜ" ① -2：高齢者で気道（鼻汁や咳）メイン

Rp.1）小青竜湯 3 包分 3 毎食前 7 日分

Rp.2）ムコソルバン L（45）1 錠分 1 夕食後 7 日分

Comments ① -1 と同様の考えで，すでに数日経過しているような場合は，参蘇飲や香蘇散でもいいかもしれない。空咳／乾性咳嗽が主体のときは麦門冬湯のほうがいいかもしれない。いうまでもないが咳が長引くときは診断や治療を見直す。

"ただのかぜ" ② -1：
中年未満の若い人で平素元気な人の急な高熱を伴う上気道炎

Rp.1） 麻黄湯 3 包分 3 毎食前 4 日分

Rp.2） カロナール（200）8 錠分 4 毎食後・寝る前 4 日分

Rp.3） トランサミン（250）6 錠分 3 毎食後 4 日分

Comments 　鼻閉が強いときは，眠前に抗ヒスタミン薬を入れてもいいかもしれないが，麻黄湯ですむ場合も多い。

"ただのかぜ" ② -2：
中年未満の若い人で平素元気な人のかぜで，咳や痰がメイン

Rp.1） メジコン（15）8 錠分 4 毎食後・寝る前 7 日分

Rp.2） ムコダイン（500）3 錠分 3

　　　　ムコソルバン（15）3 錠分 3 毎食後 7 日分

Comments 　生来健康の若い人の咳嗽は，症状が強く QOL が低い。しっかりと鎮咳しておくぐらいでちょうどいい。

かぜ罹患後の冴えない症状

Rp） 補中益気湯 3 包分 3 毎食前 7 日分

Comments 　食欲が落ちているなどの症状は考慮するポイントである。六君子湯にしてもいいし，または両者の併用などがいいかもしれない。微熱っぽいというだけなら小柴胡湯という手もあるが，補中益気湯でもかなり反応するという印象を持つ。

典型的なかぜ後の長引く咳
（病初期に明らかにウイルス感冒である患者の慢性咳嗽）

Rp.1） アニュイティ 200 1 回 1 吸入 1 日 1 回 毎日

Rp.2） シングレア（10）1 錠分 1 寝る前 14 日分

Comments 　病態はほぼ咳喘息であるので，気管支の過敏が取れるような治療がよいと思われる。個人的には，ロイコトリエン受容体拮抗薬処方の閾値を下げている。もちろんすぐ効かないので，最初の 1 週は鎮咳薬を併用してもよい。

ひどい咽頭痛，声枯れ，咳ではじまったかぜ①（初期治療）

Rp.1）トランサミン（250）6 錠分 3

ロキソニン（60）3 錠分 3

メジコン（15）6 錠分 3 毎食後 5 日分

Rp.2）デカドロン（0.5）2 錠分 2 朝夕 5 日分

Rp.3）桔梗湯 3 包分 3 毎食前 5 日分

Comments　咽頭所見が "Strep throat" ではなく，早々に声がつぶれ，喉に受ける刺激で咳が出まくってしまう場合は，発症後間もない受診であれば抗炎症治療をすることで咳の遷延が回避できるかもしれない。禁煙はもちろん，禁酒もさせたいかぜの病型である。

ひどい咽頭痛，声枯れ，咳ではじまったかぜ②（熱や痛みは治まった後で，残った咳）

Rp.1）リン酸コデイン散 1% 6g 分 3 毎食後 5 日分

Rp.2）シングレア（10）1 錠分 1 寝る前 14 日分

Rp.3）半夏厚朴湯 3 包分 3 毎食前 14 日分

Comments　違和感が「喉元にある」ことを意識した処方である。たとえば，しゃべると咳が出てしまうとか，冷気など温度環境の変化で容易に誘発されるとか，日中だろうとちょっとの刺激があれば即ひどい咳が喉からゴホゴホ出る感じで連発するとかである。

　一方，胸郭全体を大きく使った咳，喀痰が出るとか，夜間・早朝の増悪があるなどの下気道の刺激由来の咳を思わせるなら，咳喘息に準じたほうがいいかもしれない。

　漢方薬は，他に柴朴湯でもいいし，まだ試していないのであれば麦門冬湯や滋陰降火湯でもいいかもしれない。

ひどい咽頭痛，声枯れ，咳ではじまったかぜ③
（さらに時間が経過し，とにかく喉頭の易刺激性が収まらず連続的な咳が治らないとき）

Rp.1) リリカ（25）3 錠分 2（朝食後 1・寝る前 2）　14 日分

Rp.2) シングレア（10）1 錠分 1 寝る前 14 日分

Rp.3) 半夏厚朴湯 3 包分 3 毎食前 14 日分

Comments　　咳過敏症症候群の処方例を示してみた。他の治療で反応しない場合にプレガバリン（リリカ）を試すというものである。これらは完全に保険適用外である。喉のヒリヒリが強い・咽頭痛が遷延する場合には，トラマドール（トラマール，ワントラムなど）を加えてもよいかもしれない。

　　喉頭への刺激を少しでも減らす目的でプロトンポンプ阻害薬を組み込んでもいいかもしれない。漢方薬は②（前述）と同様の考え方で。

急性膀胱炎

Rp）バクタ 4 錠分 2 朝夕食後 3 日分

Comments　　正直どの抗菌薬でも 1 日服用すれば治ってしまう気がする。

憩室炎

Rp.1) オーグメンチン 250RS 3 錠分 3

　　　サワシリン（250）3 カプセル分 3

　　　ビオフェルミン R 3 錠分 3 毎食後 7 日分

Rp.2) ロキソニン（60）1 回 1 錠 腹痛時頓用 4 時間以上あけて 1 日 3 回まで

Comments　　原則抗菌薬への反応がとてもよいというのが結腸憩室炎である。キノロン単剤にするという方法もある。欧米のガイドラインでは，キノロンにメトロニダゾールをかませて広域にカバーするレジメンの推奨もあるが，その必要はないことが多いと考える（必要と思うのなら入院させたほうがいいのでは）。

夏季の熱中症の予防
（主に屋内で過ごす人：高齢者あるいは炎天下などの環境にない人）

Rp.1）水や麦茶を，喉が乾かなくなる（口渇感がなくなる）まで繰り返し飲む

Rp.2）塩をよくふったおにぎりを食べる，またはそうめんをしっかり麺つゆにつけて食べる

Comments 　つまり，炎天下で運動をせざるを得ない立場の者，酷暑下で労働をせざるを得ない人などでなければ，オーエスワン（OS-1）（大塚製薬）といった経口補水液でなくても問題ない。逆にこのような人たちには，予防のためにせっせと飲むには，通常のスポーツドリンクではやや糖分が多すぎる（スポーツドリンクは，"スポーツドリンク味のジュース"と考えるべきである）。

　同様に，糖尿病の患者にも経口補水液やスポーツドリンクを飲みすぎないように指導したい。いいことをしようとしてバランスを崩す患者が多いため，医療者がそれを誤らないように。常識的な対応を"処方"すべき（食事を食べられているか，が実は重要）。一番大切なのは環境調整。

高齢者のしびれに対する無難な対症療法

Rp.1）牛車腎気丸 3 包分 3 毎食前 毎日

Rp.2）リリカ（25）1 錠分 1 寝る前 毎日

Comments 　まあたとえばまずこれはという処方です。

索　引

著者紹介

國松淳和 （くにまつ・じゅんわ）

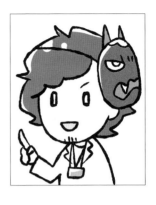

2003 年　日本医科大学 卒業
　　同年　日本医科大学付属病院 初期研修
2005 年　国立国際医療研究センター病院 膠原病科
2008 年　国立国際医療研究センター国府台病院 内科
　　　　　（一般内科・リウマチ科）
2011 年　国立国際医療研究センター病院 総合診療科
2018 年　医療法人社団永生会南多摩病院
　　　　　総合内科・膠原病内科 医長
2020 年　医療法人社団永生会南多摩病院
　　　　　総合内科・膠原病内科 部長
現在に至る

■ 資格・所属学会

　日本内科学会総合内科専門医，日本リウマチ学会リウマチ専門医，米国内科学会正会員

■ 主な著書

　仮病の見抜きかた（金原出版）
　また来たくなる外来（金原出版）
　Kunimatsu's Lists 〜國松の鑑別リスト〜（中外医学社）
　ブラック・ジャックの解釈学 内科医の視点（金芳堂）
　診察日記で綴る あたしの外来診療（丸善出版）
　　　　　　　　　　　　　　　　　　　　　　　など

オニマツ現る！
ぶった斬りダメ処方せん

2021 年 4 月 15 日　第 1 版第 1 刷発行

著　者　**國松　淳和**
（くにまつ　じゅんわ）

　　　　オニマツ・ザ・ショーグン

発行者　福村　直樹

発行所　**金原出版株式会社**

〒113-0034 東京都文京区湯島 2-31-14

電話　編集 (03) 3811-7162

　　　営業 (03) 3811-7184

FAX　　(03) 3813-0288

振替口座　00120-4-151494

http://www.kanehara-shuppan.co.jp/

© 國松淳和, 2021

検印省略

Printed in Japan

ISBN 978-4-307-10207-0

印刷・製本／教文堂

アートディレクション／小林秀貴(KYOUBUNDO)

装幀デザイン／山之口正和＋沢田幸平(OKIKATA)